YANJING JIANKANG ZIJI CHA

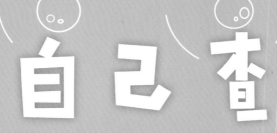

眼睛健康，

自己查

第二版

呼正林　袁淑波　马　林　编著

U0228676

 化学工业出版社

·北京·

本书主要通过大量图片、简要文字的图解形式介绍一些常用的眼睛、视力问题的自我检查、诊断、保护方法，对一些眼病、眼镜等方面的基本常识、人们经常忽略的问题进行了简洁、精炼的解答，是一本开卷有益的家庭常备书籍。本书使用方便、简明，适合广大读者阅读、使用。

图书在版编目（CIP）数据

眼睛健康，自己查 / 呼正林，袁淑波，马林编著
. --2 版 . -- 北京：化学工业出版社，2019.7
ISBN 978-7-122-34453-3

I . ①眼… II . ①呼… ②袁… ③马… III . ①眼科检查 - 视力试验 IV . ① R770.42

中国版本图书馆 CIP 数据核字（2019）第 085561 号

责任编辑：夏叶清　高宁　　　　　　　　　　美术编辑：尹琳琳
责任校对：边涛　　　　　　　　　　　　　　装帧设计：芊晨文化

出版发行：化学工业出版社（北京市东城区青年湖南街 13 号　邮政编码 100011）
印　　装：北京东方宝隆印刷有限公司
787mm×1092mm　1/32　印张 5　彩插 1　字数 84 千字　2019 年 9 月北京第 2 版第 1 次印刷

购书咨询：010-64518888　　　　　　　　　售后服务：010-64518899
网　　址：http ://www.cip.com.cn
凡购买本书，如有缺损质量问题，本社销售中心负责调换。

定　　价：49.00 元

前　言

　　《眼睛健康，自己查》自 2016 年出版以来，广大读者给予了极大的关注和支持。不少读者对这本书提出了一些新的建议，这次修订就是根据读者提出的这些建议，特别增加了以下四个方面的内容。

　　一、眼镜片的识别。这部分介绍的主要是眼镜片的一般识别，以及水晶镜片的识别。

　　二、"诱人"招数。这部分介绍的是目前在视光领域盛传的一些有关近视眼预防、控制方面的"瞎招"，以提醒大家谨防上当。

　　三、隐形眼镜戴用。这一部分简明扼要介绍了隐形眼镜的戴用和如何正确认识 OK 镜作用。

　　四、儿童视力保护。这一部分内容主要介绍的是幼儿视力保护，如何发现儿童视力不良及如何使儿童视力得到良好关护，并使儿童的视力得以健康发育，尽可能获得良好视力。

　　《眼睛健康，自己查》（第二版）采用了与第一版相似的风格，希望新书能给广大读者更多的帮助。在新书出版之际，特对读者给予的支持表示诚挚的谢意。同时，希望广大读者对本书的内容给予更多的批评和建议。

李玉梓

2019 年 5 月 1 日

于北京 丰台区 玉林里『镜缘斋』

第一版 前 言 ————

　　本书是作者根据多年来在眼视光学咨询中遇到的问题，针对日常生活中经常发生的眼病编写的一本以图片、文字相结合的书。

　　近年来，不管是在眼视光学的授课中，还是在日常性的爱眼、护眼的咨询中，经常会遇到对眼睛健康常识性问题的咨询，有些甚至是极为基本的知识。但是，这些看起来不应当成为问题的问题，却让人们去苦苦地寻找答案。而过度检查，被"弱视"的现象更是司空见惯的事情。

　　本书立足于日常生活中常见眼病、屈光不正和眼镜戴用最基本的知识，以图为主，并辅以必要的文字说明。本书编写的目的是帮助读者通过浏览图片、阅读文字来掌握视力检查和儿童视功能发展的最基本的规律；了解最基本眼病的直观知识，掌握对最常见眼病的自我检查方法。通过本书掌握挑选眼镜架、眼镜片的最基本知识，了解验光配镜的最基本知识，了解正确、健康戴用眼镜的要领，力争在控制近视过快发展上能有所作为。只要了解、掌握这本书中所讲的知识，就会使读者避免被不实之词所干扰，对眼睛的健康呵护就会得心应手。

　　通过这样一种简洁的方式探讨关于眼病及视光学的书籍，应当说是一种尝试，不当之处还请各位读者提出批评，以便在将来再版时予以修订。

2015 年 7 月 30 日

于北京 丰台区 玉林里 『镜缘斋』

目 录

Contents

🔖 第一部分　视觉分辨质量

第一组　窗户观察 2

　一、屈光不正（近视眼）.................................. 3

　二、白内障 4

　三、眼底病变 8

第二组　颜色观察 10

　一、虹视（症）... 10

　二、红视（症）... 11

　三、蓝视（症）... 12

🔖 第二部分　外眼信息

第一组　眼睑 14

　一、内赘皮 14

　二、倒睫 15

第二组　结膜 16

一、睑裂斑..16

二、翼状胬肉..17

三、充血的鉴别..18

四、白眼球发黄的鉴别..................................19

第三组　眼睑：局部肿胀................................20

第四组　角膜：老年环..................................22

第五组　虹膜与瞳孔....................................24

一、瞳孔大小..24

二、瞳孔反射..25

三、虹膜缺损..26

第三部分　视力表妙用检测

第一组　眼屈光状态自己查..............................28

第二组　近视程度初步查................................31

第三组　散光的初步确认................................32

一、散光表的使用方法..................................32

二、散光轴向的初步判定................................33

第四组　老花镜购置....................................34

第五组　放大镜选择....................................36

第四部分　儿童视力与监护

第一组　婴幼儿视功能发育...........................40
　　一、人的生长分期...........................40
　　二、儿童视力筛查........................... 41

第二组　视觉异常早发现...........................43
　　一、异常症状早发现...........................43
　　二、视觉对比敏感度检查...........................44
　　三、集簇视力...........................45

第五部分　视觉疲劳、干眼症

第一组　视觉疲劳...........................48
　　一、视觉疲劳症状...........................48
　　二、视觉疲劳的原因...........................49
　　三、视觉疲劳的对策........................... 51

第二组　干眼症...........................53
　　一、干眼症的症状...........................53
　　二、造成干眼症的原因...........................54
　　三、干眼症的预防...........................55
　　四、干眼症的治疗...........................58

第六部分　眼镜架、眼镜片挑选常识

第一组　眼镜架自己挑..64
　　一、眼镜架的款式..64
　　二、眼镜架的尺寸..68

第二组　眼镜片的选择..71
　　一、镜片材料选择..71
　　二、镜片折射率选择..72
　　三、非球面镜片选择..74

第三组　眼镜片的识别..76
　　一、镜片有无减反射膜..76
　　二、镜片是远视镜还是近视镜..77
　　三、散光与否的识别..78
　　四、非球面镜片的识别..79
　　五、水晶眼镜能否养眼?..80

第七部分　远离屈光误区

第一组　点眼药水能迅速起作用的区域......................................84
　　一、用药能治疗近视吗?..85
　　二、白内障..86

第二组　对近视眼认识的误区..92

　　一、近视眼不宜再分真假..92

　　二、近视眼戴上眼镜就摘不下来了吗？.....................93

　　三、近视眼的人不会得老花眼吗？............................94

　　四、近视眼能治好吗？...96

第三组　"瞳孔散大"时检测的数据准吗？....................98

　　一、什么情况下瞳孔会散大？....................................98

　　二、正常人用什么样的瞳孔看东西？.....................99

　　三、散瞳与复检时间...100

第四组　"诱人"招数..102

　　一、视觉训练改善眼的什么？.................................102

　　二、视觉训练不能改善眼的什么？.........................103

　　三、"望远"能否降低近视度数？..........................105

　　四、眼镜有没有真正的"智能"？..........................107

第五组　怎样看懂验光单..109

　　一、最基本的处方形式...109

　　二、夸大球镜度数的处方形式..................................110

　　三、最迷糊人的处方形式..111

第六组　眼镜戴用...113

　　一、怎样合理戴眼镜..113

　　二、预防视觉疲劳、控制近视过快发展的近用眼镜.115

第七组　隐形眼镜戴用 118

一、中国人不爱戴眼镜的"根" 118

二、隐形眼镜的种类及优缺点 120

三、不适宜戴用隐形眼镜的情况有哪些 121

四、隐形眼镜怎样摘戴 122

五、初学戴隐形眼镜戴不上是怎么回事？ 126

六、最重要的是保护好自己的眼睛 126

七、角膜塑形镜为什么要天天晚上戴？ 126

八、戴用塑形镜后，角膜是什么样的？ 127

九、角膜塑形镜是否要永远戴下去？ 128

十、角膜塑形镜是否适宜长期戴用？ 129

十一、停止戴用隐形眼镜后 131

第八部分　婴幼儿视力保护

一、怎样发现孩子视力不好 136

二、手机、平板电脑不是孩子的玩具 138

三、孩子看电视一定要有节制 141

四、多大的孩子可以验光？ 143

五、一定要把孩子的眼睛当回事 145

标准对数视力表

第一部分
视觉分辨质量

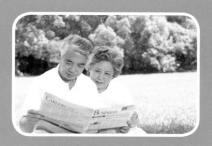

第一组　窗户观察

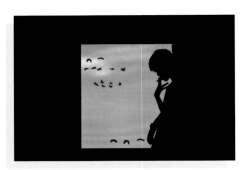

▲ 真实图景示意图

观察方法

观察时间：傍晚。

观察对象：从室内观察窗户边缘及窗内外景物。

正常所见：

① 窗户边缘界线清晰。

② 窗外景物清晰。

③ 窗内人、物背光部分细节分辨略差。

一、屈光不正（近视眼）

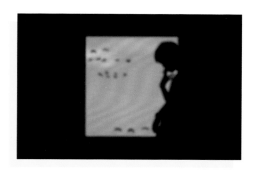

▲ 屈光不正所见影像

观察图像

近视眼所见:

① 窗户边缘界线模糊。

② 窗外景物模糊（微小物体会消失）。

③ 眯眼: 清晰度一般略有提高。

EYE

二、白内障

1. 白内障（轻度）

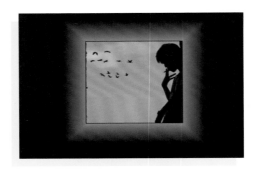

▲ 轻度白内障所见影像

观察图像

轻度白内障所见：

① 窗户边缘界线清晰。

② 窗外景物清晰度几乎没有变化。

③ 窗口外缘有由浓逐渐变淡的白色"雾"。

生活质量描述：

除自己有感觉外，不太影响日常生活。

2. 白内障（中度）

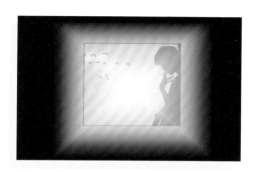

▲ 中度白内障所见影像

观察图像

中度白内障所见：

① 窗户边缘界线极为模糊。

② 窗外景物处在"浓雾"中。

③ 窗户中央向窗口外有较浓的逐渐变淡的白色"雾"。

生活质量描述：

一般不喜欢长时间看电视；生活可以自理；

有必要接受医疗诊治。

3. 白内障（重度）

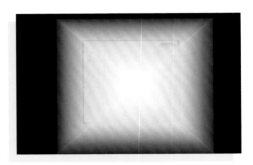

▲ 重度白内障所见影像

观察图像

重度白内障所见：

① 窗户边缘界线基本消失。

② 窗外景物已经看不到。

③ 窗户中央向窗口外有如伸手不见五指的感受。

生活质量描述：

生活难以自理；急需接受治疗。

4. 正常人的清晰视像 / 白内障的雾化视像

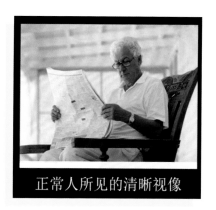

正常人所见的清晰视像

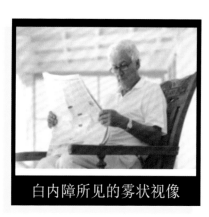

白内障所见的雾状视像

三、眼底病变

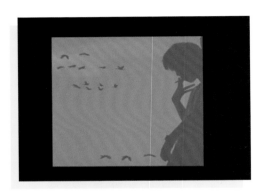

▲ 眼底病变所见影像

观察图像

眼底病变所见：

① 窗户边缘基本清晰。

② 窗外景物清晰度略有（或明显）下降。

③ 眯眼：模糊程度会更加严重。

附　眼底病变判断

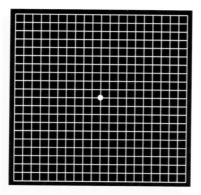

▲　阿姆斯勒（Amsler）表

观察图像

使用方法：

（1）观察距离：

30cm。

（2）观察方法：

① 单眼注视中心白点。

② 注意眼睛余光部分的线条。

正常眼底所见：

线条正直、清晰。

眼底病变（黄斑变性）所见：

线条会出现弯曲、清晰度不均匀、有缺损。

第二组　颜色观察

一、虹视（症）

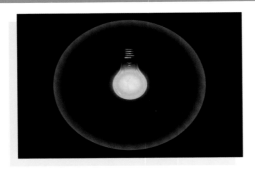

▲ 虹视（症）

观察图像

观察条件：

夜晚，白炽灯（点亮）。

正常：

无虹视。

虹视（症）出现：

青光眼、角膜水肿。

偶尔出现，角膜水肿的可能较大。持续长时间存在，建议就医。

二、红视（症）

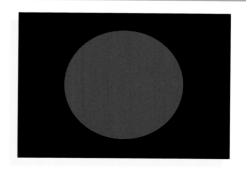

▲ 红视（症）

观察图像

红视发生：

发生突然，或与外伤有关。

特点：

满视野呈现红色。

判断：

眼底出血。

建议：

尽快就医。

三、蓝视（症）

蓝视（症）是一种看东西时色调偏蓝的色觉感受。

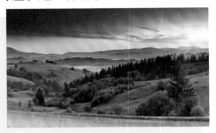

▲ 正常色觉时看到的

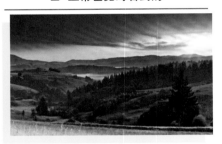

▲ 有蓝视症状的人看到的

蓝视（症），一般可见于晶状体摘除、人工晶体植入；还可见于一氧化碳中毒、药物中毒、植物中毒等。

与蓝视（症）相关的还有紫视（症），其对应的疾患与蓝视（症）相同。

绿视（症）：一般为药物中毒所致。

棕视（症）：晶状体病变、药物中毒。

第二部分
外眼信息

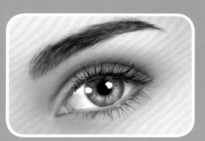

第一组　眼睑

一、内赘皮

眼的形态遗传，蒙古人种较为多见。处在发育期的孩子会随年龄增长得到一定程度的缓解。

临床上，分为0~3级（其中1~3级为内赘皮形态）。

正确对待：

① 有无内赘皮生理上无优劣之分；1级、2级不影响视力。

② 1级、2级无需医学治疗。

③ 3级影响视力，会影响视觉发育，建议诊治。

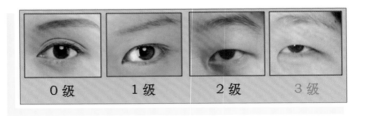

0级　1级　2级　3级

二、倒睫

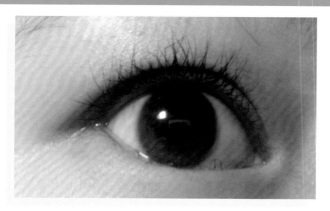

倒睫的特征:

睫毛向眼球方向生长。

倒睫的常见症状:

① 羞明、畏光,烂眼边。

② 角膜透明度下降。

③ 视力降低,甚至可达 0.6 以下。

倒睫的危害:

炎症迁延不愈,视觉发育期的孩子视力下降,视觉发育会受到影响。

正确对策:

及时就医诊治。

第二组　结膜

一、睑裂斑

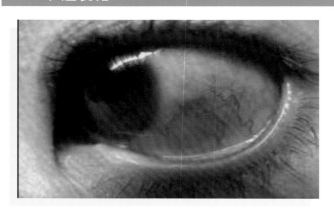

睑裂斑：

睑裂部球结膜长期暴露，受外界刺激或老年变性所致。

睑裂斑形态：

颜色暗黄，尖端指向眼眦角三角形斑块。

睑裂斑的影响：

① 没有发现对视觉功能有影响。

② 对戴用隐形眼镜会有影响。

建议：

① 做好室外紫外线防护。

② 周围有发炎可点用消炎眼药。

③ 严重者也可以考虑手术切除。

二、翼状胬肉

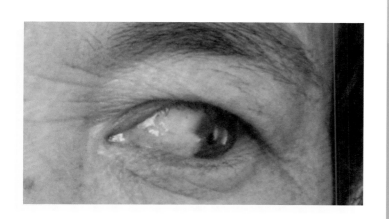

翼状胬肉:

目前认为,可能是内因和外因共同作用的结果。在外因中,日光中的紫外线是最主要的。此外,风沙、粉尘、干燥等也是影响发病的重要环境因素。慢性结膜炎症及增生性疾病是导致翼状胬肉发生的纤维血管反应的基础。

翼状胬肉特点:

尖端指向角膜的三角形斑块,表面欠平滑,血管自眦部向斑块尖端延伸。

建议:

做好防护:避开风沙、日光、烟尘、花粉等刺激。严重者应该考虑手术切除。

三、充血的鉴别

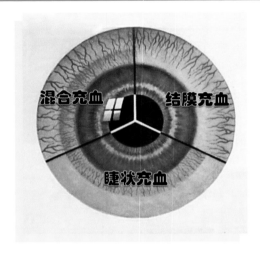

混合充血　　结膜充血

睫状充血

眼球充血的鉴别：

① 结膜充血：位于白眼球周边及眼睑内面。多由不洁、感染所致，也可因视觉疲劳所致。轻者无症状，重者可有疼痛。

② 睫状充血：环绕黑眼珠周边。一般是由感染所致。一般症状明显，如疼痛、怕光等。

③ 混合充血：一般为前两种充血没有得到有效控制，病情加重所致。

对策：

结膜充血：可点用消炎眼药水。点用无效，则需就医。

睫状充血和混合充血：及时就医，以明确原发病，以便得到及时治疗。

四、白眼球发黄的鉴别

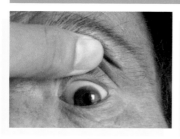

▲ 图一

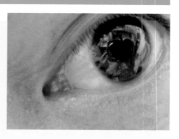

▲ 图二

白眼球发黄：

　　人们一直对白眼球发黄极为关注，这是因为肝炎曾经比较流行时形成的"谈肝色变"的惯性思维所致。近年来，肝炎的流行已经明显减弱。但是，了解、掌握判断"真黄"的方法还是非常必要的。

巩膜发黄的鉴别

鉴别	肝病的白眼球黄	脂肪沉着
颜色	橘黄／重者绿黄（图一）	淡黄褐色（图二）
部位	整个白眼珠	光线射得着的地方
症状	恶心、呕吐、乏力等	无
原因	肝炎、肝胆阻塞性疾病	长期在阳光下工作；年老
对策	尽快就医	注意防护

第三组　眼睑：局部肿胀

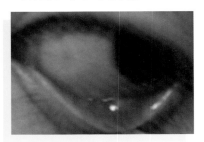

▲　内麦粒肿

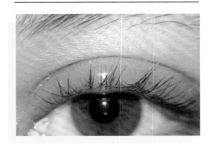

▲　外麦粒肿

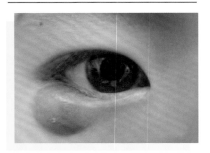

▲　霰粒肿

麦粒肿：

睑腺组织的化脓性炎症称为麦粒肿。

睫毛毛囊或其附属的皮脂腺或变态汗腺感染，称为外睑腺炎或外麦粒肿；睑板腺受累，则称为内睑腺炎即内麦粒肿。

麦粒肿是细菌（多为金黄色葡萄球菌）感染性疾病。初期可点消炎眼药水和冷敷，效果不明显应及时就医，以防病情迅速发展。

霰粒肿：

霰粒肿是睑板腺囊肿的俗称，专指因睑板腺排出管道阻塞和分泌物潴留而形成的睑板腺慢性囊肿。是一种常见病，儿童和成人均可患此病。在眼睑上可触及坚硬肿块，但无疼痛，表面皮肤隆起。该病进展缓慢，可反复发生。50~70岁老人如遇有类似"霰粒肿"而又迁延不愈的情况时，应及时到医院进行诊断与治疗。

对策：

结膜充血：可点用消炎眼药水。点用无效，则需就医。

睫状充血和混合充血：及时就医，以明确原发病，以便得到及时治疗。

第四组　角膜：老年环

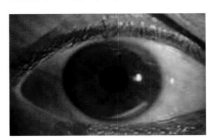

▲ 早期老年环

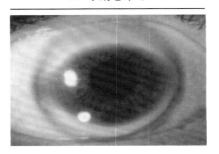

▲ 老年环（一）

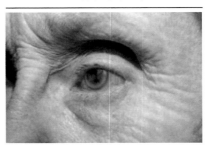

▲ 老年环（二）

角膜老年环：

角膜老年环是角膜周边的类脂质沉着，见于老年人，双眼发病。起初浑浊在角膜上下方，逐渐发展为环形。该环呈灰白色，通常约 1mm 宽，外侧边界清楚，内侧边界稍模糊，与角膜缘之间有透明角膜带相隔。

老年环通常是一种有遗传倾向的退行性改变，但有时也可能是高脂蛋白血症（尤其是低密度脂蛋白）或血清胆固醇增高的眼部表现。

老年人出现"角膜老年环"，一般不痛不痒，视力也无下降，往往容易被忽视。

对策建议：

提醒中老年朋友，平时不妨用镜子照照，检查一下自己的眼睛，若发现在黑眼球边缘出现"角膜老年环"，应尽早请医生检查看是否患了高脂血症和动脉粥样硬化。

提示：

作为一种先天性异常出现于青壮年时，称"青年环"，这时病变常局限于角膜缘的一部分，而不形成环状。

"真菌性老年环"也会有类似表现。多见于南方，夏秋农忙季节发病率高，多见于青壮年和老年农民。一旦发现，则需及时就医。

第五组　虹膜与瞳孔

一、瞳孔大小

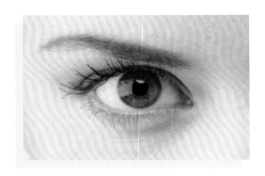

瞳孔：

是由虹膜围成的眼的通光孔。

正常瞳孔：

正常大小：2~4mm。

两只眼的瞳孔等大等圆（相差小于 0.25mm，超过此值则异常）。

提示：

比较而言，近视眼的瞳孔相对较大，远视眼的瞳孔相对较小。

瞳孔不等圆、不等大、过小、过大均属异常。

二、瞳孔反射

瞳孔反射可以分成两类三种。

1. 对光反射

入眼的光强度增加时瞳孔缩小（潜伏期 0.2~0.5s，1s 内完成），光量减小时瞳孔扩大（5s 内完成），以此调节视网膜的受光量，这就是瞳孔的对光反射。人的瞳孔直径可从 1.3mm 变至 10mm 左右，因此光量的调节约为 60 倍。

① 直接光反射：直接受光的眼所发生的对光反射。

② 互感性光反射：非直接受光的另一侧眼所发生的反射。

2. 近距反射

由于距离的改变，瞳孔发生大小的变化，由看远转为看近时，瞳孔也会缩小。这种反射就叫做近距反射。

提示：

瞳孔反射是人的正常生理机能，一旦发现瞳孔反射异常，则应及时就医，接受相关检查和治疗。

三、虹膜缺损

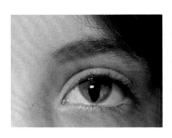 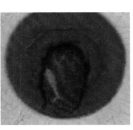

虹膜缺损：

　　是一种先天性疾患，典型性虹膜缺损是位于下方的完全性虹膜缺损，形成梨形瞳孔，尖端向下。

　　提示：

　　一般对视力没有影响。但在未治疗前检测视力相对较差。

　　建议：

　　一旦发现虹膜缺损，应及时就医予以修补。

第三部分
视力表妙用检测

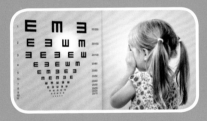

第一组　眼屈光状态自己查

1. 表格编制说明

通常市面上出售的视力表都是较长的图表，张贴时间一长就会因纸质变色而影响检测精度。鉴于此，特编制一种易于收藏的折幅式视力表，以供日常使用，附于本书中。

2. "判断眼的屈光，不求人！"使用方法

① 检测条件要求：室内正常采光条件下使用。

② 下页上图的表：是远用视力表中 0.8、1.0、1.2 行的视标实际大小的截图，这张图的检测距离是 5m。

③ 下页下图的小图表：仅从日常实用角度进行了设计编制，并不针对相应距离视力值的测定。

④ 对视标"E"分辨的要求：以分清图表视标的每一个"笔画"为准。

判断眼的屈光，不求人！

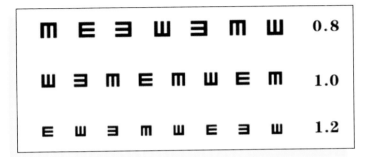

▲ 检测距离：5m

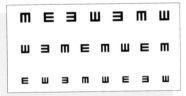

▲ 检测距离：≤ 30cm

EYE

眼睛健康，自己查
（第二版）

检测结果查询对照表

检测结果	远—√；近—√	远—×；近—√[1]	远—√；近—×	远—×；近—×
眼视光学	正视眼 轻度远视眼	近视眼	青少年中度远视眼 中年轻度远视眼 正视眼（并发老视眼）	青少年高度远视眼 中年中度远视眼 轻度近视眼＋老视眼 中高度散光眼 各种弱视
相关眼病及常见情况	不影响视力的眼病 伪－正常视力	全身应用拟胆碱药[1] 白内障中、晚期 糖尿病（血糖未得到控制）	应用抗胆碱药[2] 视网膜轻度水肿 眼球后新生物	球后神经炎 视路疾病 全身病的眼部并发症 伪盲、伪视力

注： √—表示可以看清楚；×—表示看不清楚。

① 拟胆碱药主要有：毛果芸香碱、如毒扁豆碱、新斯的明等。

② 常用的抗胆碱药有：阿托品、后马托品、山莨菪碱、托吡卡胺等。

第二组　近视程度初步查

> 登鹳雀楼
>
> 唐·王之涣
>
> 白日依山尽，黄河入海流。
>
> 欲穷千里目，更上一层楼。

检查：

① 单个字读出速度< 3s。

② 看清晰笔道为标准。

③ 移动范围：2m→能看清的最远距离（2m可以看清，停止检测）。

④ 记下能看清晰的最远距离（m）。

检查条件：

① 自然光（或日光灯）条件下。

② 观察目标与视线相互垂直。

③ 观察对象，可以是书籍、报纸等各种文字媒质。亦可以使用上面《登鹳雀楼》。

判定方法：

① 公式：$D = \dfrac{1}{d}$

D—近视度；d—能看清最远的距离。

② 举例。

看清的最远距离0.5m，则为近视200度；看清的最远距离0.25m，则为近视400度；以此类推。

第三组　散光的初步确认

一、散光表的使用方法

要想确认自己的眼睛有没有散光，使用散光表是最简单的办法。下图是最常用的一种散光表。

以眼前 100cm 为基准，并前后移动用单眼观察途中各个方向的线条，并进行粗细程度、颜色深浅的对比。

单眼正对散光表注视，如果看到各条线粗细一样、颜色一致，说明眼睛没有明显的散光。

倘若线条存在粗细不一致、颜色深浅不一，说明存在0.50DC（50 度）以上的散光。看到的线条粗细程度越明显，说明散光度数越高。

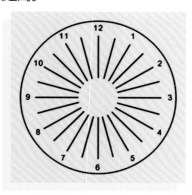

▲　散光表

二、散光轴向的初步判定

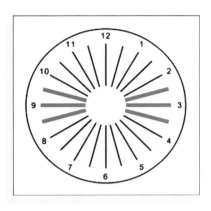

垂直方向散光轴

清晰程度：

垂直方向 > 水平方向

颜色深度：

垂直方向 > 水平方向

线条宽度：

水平方向 > 垂直方向

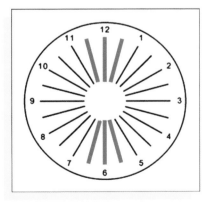

水平方向散光轴

清晰程度：

水平方向 > 垂直方向

颜色深度：

水平方向 > 垂直方向

线条宽度：

垂直方向 > 水平方向

E Y E

第四组　老花镜购置

　　老视眼是人进入老年的一种自然性的生理改变，主要表现是阅读距离逐渐移远。一旦发生老视眼，为了减轻阅读困难的症状，就需要戴老花镜。在第一次配老花镜时，建议一定要验光。倘若两只眼屈光度明显不一致，就需要专门定制与眼的屈光相一致的老花镜。假如两眼屈光度基本一致，就可以选择购置成品老花镜。我们依据当前老年人生活的实际状况，特设计了下页的这一组图，以便给老年人购置老花镜提供便利。这组图的具体使用方法如下。

　　① 报纸文字。可以带上一张《参考消息》，戴上准备购买的老花镜应能读完一篇文章，而且眼睛没有疲劳感觉。

　　② 电脑文字。能看清楚这张图上的文字。

　　③ 药品说明。戴上准备购买的老花镜，要能把这张图上的文字看完。

　　挑选老花镜时，能获得以上视觉感受的老花镜，就是最适合自己的老花镜。

购置老花镜参考用图

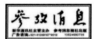

【新加坡《联合早报》网站4月19日报道】题：中国足改开展校园宏图 球传到学生脚下

中国最近出台的足球振兴计划，让足球教练赵勇感到"英雄终于有了用武之地"。离开专业足球队16年，赵勇一直在一所科技大学的附属学校任小学及中学部的体育教师，很少有机会再次驰骋球场。今年3月，中国国务院发布……

▲ ① 报纸文字

网址管家

京东商城	苏宁易购
搜狐新闻	凤凰新闻
搜狐视频	国美在线
新浪新闻	乐视体育

好搜·视频 　　新浪·微博
360游戏 　　淘宝网
京东商城 　　58同城
汽车之家 　　易车网
美拍 　　央视网·直播
珍爱婚恋网 　　梦芭莎
美团网 　　国美在线

▲ ② 电脑文字

请仔细阅读说明书并在医师指导下使用
警示语：本品含雄黄
【成分】人工牛黄、雄黄、石膏、大黄、黄芩、桔梗、冰片、甘草。辅料为蜂蜜。
【性状】本品为棕黄色的大蜜丸；有冰片香气，味微甜而后苦、辛。
【功能主治】清热解毒。用于火热内盛，咽喉肿痛，牙龈肿痛，口舌生疮，目赤肿痛。
【规格】大蜜丸，每丸重3g。
【用法用量】口服，大蜜丸一次1丸，一日2~3次。
【不良反应】尚不明确。
【禁忌】孕妇禁用。
【注意事项】详见说明书。
【贮藏】密封。
【包装】塑料球壳装，每丸重3g，每盒装10丸。
【批准文号】国药准字 Z11020058
【生产企业】
企业名称：北京市同仁堂科技发展
　　　　　　股份有限公司制药厂
……
网址：www.tongrentangkj.com
【生产日期】2014/09/06
【产品批号】14012726
【有效期】至 2019/08/

▲ ③ 药品说明

第五组　放大镜选择

　　家庭中一般都会准备一把放大镜，市面上销售的放大
镜绝大部分是圆的。圆形放大镜在使用时
常常会使人感到头晕。之所以会产生头晕
的感觉，是因为只有一只眼的视线进入了
镜片，这样就会因两眼视像差异过大而导
致头晕。怎样选择放大镜呢？

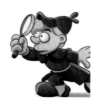

　　购买低倍率的放大镜，可以选择各种形状。

　　选择高倍率的放大镜，应尽可能选择图中的这种长方
形放大镜（尺寸一般是 95mm×48mm）。这种放大镜提
供了双眼视线观察目标的条件，这就使两眼在通过放大镜
看东西时获得了相同大小的视像。使用这样的放大镜就不
会出现头晕了。而且，这种放大镜更适宜观看横向排版的
文字。

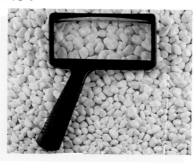

　　有些人可能需要在
低照明度条件下使用放
大镜，可以选择带 LED
灯光照明的放大镜。这
类放大镜专门设置了两
个 LED 灯以供照明之用。

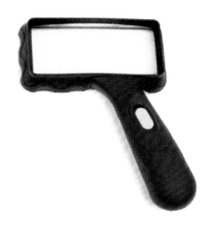

▲ 带灯放大镜

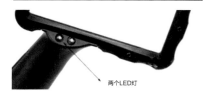

两个LED灯

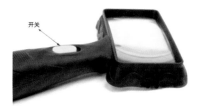

开关

▲ LED 灯及开关位置

第四部分
儿童视力与监护

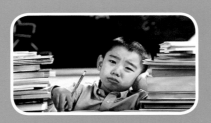

第一组　婴幼儿视功能发育

一、人的生长分期

（1）婴幼儿期：从出生至 3 周岁。

（2）儿童期：3 周岁至 6、7 周岁。

（3）少年期：6、7 周岁至 11、12 周岁（青春期开始之前）。

（4）青春期：

① 女性一般为 11、12 岁开始到 17、18 岁。

② 男性为 13、14 岁开始到 18、20 岁。

视觉发育期	时间	生活现实	存在问题	关护
敏感期	婴幼儿	生活视野狭窄	现实生活中持续近距离视觉工作负荷过大，导致眼的屈光生物适应性趋向近视化方向发展	培养良好视觉习惯 多做室外活动
关键期	儿童期	视野狭窄、电子视屏		
不稳定期	少年期	学业负担沉重		合理安排学习 注意防止视觉疲劳
相对稳定期	青春期	电子视屏过度使用		

二、儿童视力筛查

1. 不同年龄儿童的正常视力

在视力发育期，视力是逐渐发展的，儿童生长到 5 岁视力才会发育到 1.0 的程度。例如 3 岁视力正常发育是 0.6，达不到 1.0 视力是非常正常的事情。

当家长收到幼儿园发来的视力筛查报告后，请将孩子裸眼视力值与下表相应年龄进行对照，如等于（或高于）对应值，则属正常；倘若低于下表对应值则说明视力异常，应抓紧到儿童眼科进行检查。

婴幼儿不同年龄裸眼视力正常值

年龄	1 个月	4 个月	6 个月	9 个月	1 岁	2 岁	3 岁	4 岁	5 岁	6 岁
裸眼视力	0.02	0.02	0.05	0.1	0.2	0.5	0.6	0.8	1.0	1.2

说明：表中绿色部分是儿童视力筛查最常遇到的年龄阶段。

2. 不同年龄儿童的屈光数值

（1）生理性远视　儿童视力筛查中，另一个经常引起家长紧张的指标就是屈光检测数据。报告中过多出现 ±9.99 这样的数据是不正常的，这种情况绝大多数是检测出现了偏差。

倘若筛查报告中出现含有"＋"号的数据，请与下表对照，倘若数值与下表对应数值一致（或相差

±0.25D），则是正常生理远视，其数值会随年龄的增长逐渐减小。

儿童不同年龄生理远视参照值

年龄／岁	3	4 ~ 5	6 ~ 7	8	9	10	11	12
屈光度／D	+2.75	+2.25	+1.75	+1.50	+1.25	+1.00	+0.75	+0.50

（2）儿童近视　筛查检测报告中的数据含有"－"，则表示是近视，出现近视的年龄倘若在学龄前，一般会被称为先天性近视。近年来，少年儿童近视的发生率不断攀升，这和幼儿过早接触手机、平板电脑有着密切的关系。

当前，一些年轻家长常常会把平板电脑当作哄孩子的玩具，而处在视觉发育期的孩子，在这种"玩具"的使用中，眼自然就会向近视眼的方向发育。

倘若孩子的筛查报告的生理性远视值明显低于参照值，将来孩子的眼就会是近视眼；假如筛查报告表明孩子已经是近视眼，则应尽快接受规范的验光检测，经检测确实是近视眼者就应当予以配镜矫正。否则，有可能会影响正常的视觉发展，还有可能导致弱视的发生。近视眼一旦发生弱视，要比远视眼发生弱视难治得多。

在检测报告出现 9.99 这样的数字时，大多是检测出现了误差。遇到这种情况，应当到儿童医院、眼科进行进一步的检查、核实。

第二组　视觉异常早发现

一、异常症状早发现

如家中孩子出现以下现象，应到医院眼科进行咨询和检查。

① 经常揉眼睛，对光的刺激不灵敏，瞳孔发白。有可能是患有先天性白内障。

② 黑眼珠比常人大，且水汪汪。

③ 3 个月大时，视线仍不能追随人或物体。

④ 举止行为动作缓慢、准确度低，喜欢靠近物体看东西。

⑤ 看东西时歪头、眼睛斜视、喜欢眯（或闭上一只）眼睛，看近时眼睛向内斜，有可能是远视并发内斜视。

⑥ 经常被小东西绊倒，傍晚看东西不清楚，不敢迈楼梯，容易摔跤。

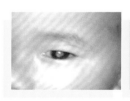 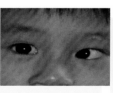 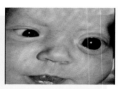

▲　先天性白内障　　▲　内斜视（远视）　　▲　先天性青光眼

二、视觉对比敏感度检查

1. 对比敏感度

对比敏感度检测是对视觉系统辨认不同大小物体时所需的物体表面的黑白对比程度的一种检测。这项检测可以评价视觉系统对大小物体在不同黑白对比程度下的分辨能力，这是眼科的一种非常重要的检测。导致视觉对比敏感度下降的原因如下。

① 角膜混浊、晶状体混浊。如角膜薄翳、白内障等。

② 视细胞功能不良、视神经及视中枢病变。如弱视、老年黄斑变性等。

2. 对比敏感度自我检查用表

下图的视力表就是视觉对比敏感度视力表。此视力表的视标有"黑""灰"两种颜色。视觉对比敏感度正常的人能清楚分辨两种颜色的视标。对比敏感度低下者，"灰色"视标会看不清楚，看不清的行数越多，说明对比敏感度越差。对比敏感度差的人应及时就医，接受医学检查和诊疗。

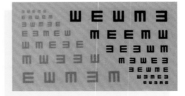

▲ 对比敏感度自我检查用表（建议检查距离150cm）

三、集簇视力

　　集簇视力是指人眼对间距大致相当的视标的分辨能力。正常分辨能力的眼对间距大致相当的视标的分辨与常规视力表是一致的。集簇视力明显低于常规视力时，在临床上称为"拥挤现象"。"拥挤现象"是弱视眼特有的症状表现。下面两张图片就是用于家庭监测集簇视力的自我检查用表。下图两个视标与上图第三行的视标是等大的。

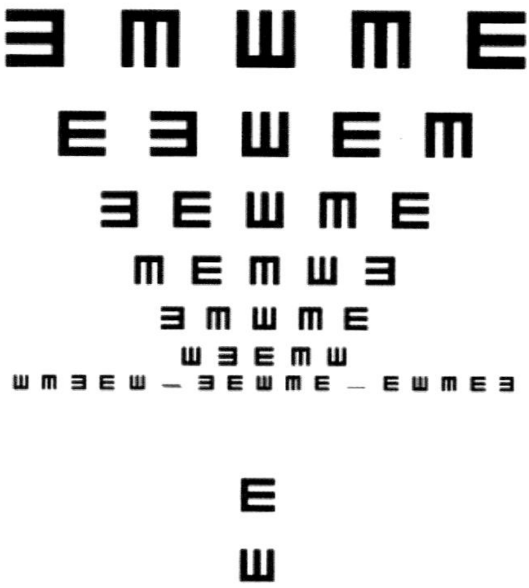

▲　"集簇视力"自我检查用表（建议检查距离 30cm）

如果孩子分辨上页图第三行的视标明显比分辨下图费劲、费时，集簇视力已经表现"拥挤现象"，这说明可能存在弱视，应当及时就医检查，以便及时得到正确诊断，并接受相应的矫正与训练。

　　这个"集簇视力"自我检查用表还可以作为弱视矫正、训练效果的考察用视力表。当孩子的弱视取得了矫治效果，其集簇视力也会同步改善。

第五部分
视觉疲劳、干眼症

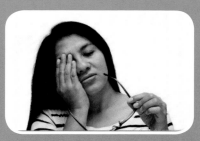

第一组　视觉疲劳

一、视觉疲劳症状

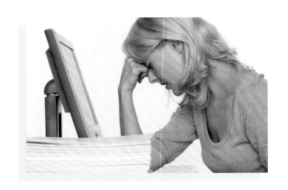

视觉疲劳

　　简称视疲劳。并非独立的眼病，而是一种以眼的自觉症状为主并伴有其他身心症状的综合征。

　　近年来，随着学习、生活、工作节奏加快，新的阅读浏览方式使人眼处于持续的高调节负荷状态，这正是视觉疲劳的发生呈现逐年增多的根本原因。

二、视觉疲劳的原因

1. 过度浏览手机

手机已成为人们生活中不可或缺的通讯、浏览工具，很多人手机不离手、走到哪看到哪。这是目前视觉疲劳的人骤然增多，青少年近视眼得不到有效控制的最主要原因。

2. 学生课业负担沉重

学生课业负担沉重是视觉疲劳产生的重要原因。这种沉重的负担不但来源于学校，各类校外班以及额外的家庭作业也是不可忽视的。

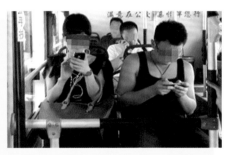

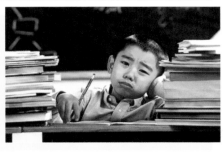

3. 平板电脑哄孩子

近年来，年轻的家长不仅自己玩手机玩电脑，而且在不知不觉中还把这种物品当作哄孩子的玩具。

4. 用电脑办公、打游戏

用电脑办公已经是社会的常态，特别是 IT 业从业人员连续用电脑工作十几个小时用电脑打游戏更成为司空见惯的事情。

以上这些现象，既反映了社会的进步，也反映了人们对视觉保护的忽视，而这些现象正是造成视觉疲劳、导致干眼症、使近视程度持续增长的主要原因。

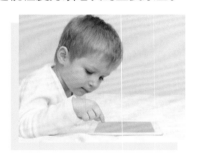

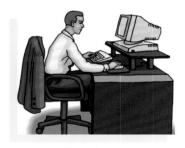

三、视觉疲劳的对策

造成视觉疲劳根本原因就是眼睛过长时间从事近距离工作。预防视觉疲劳最有效的对策就是减小近距离工作时视觉劳动强度。其基本方法有以下几种。

1. 克服日常生活中的不良习惯

像没黑天没白天的玩手机（尤其是在颠簸的公交车上）、玩平板电脑这类导致视觉负荷增大的习惯，对眼睛的危害是极大的。这些习惯是应当努力改变的。

2. 减小近距离工作的视觉负荷

① 尽可能采用较远的视觉工作距离。

② 控制注视近距离目标的持续时间。

近距离工作的持续时间与休息时间的比例，一般认为以 4 ： 1 为宜，即持续工作 1h，应当让眼睛通过望远休息 15min。对于近视眼来说则相对简单一些，只要摘去眼镜眼睛就得到了休息。

3. 配制、使用与自己近距离工作相适宜的眼镜

IT 编程人员、升学考试的人，需要长时间不间断的近距离视觉工作，对于这类人我们建议定制、戴用与工作环境相适应的近用眼镜，这样可以用较少的调节负荷完成自己的工作、学习任务，既可以预防视觉疲劳，也可以有效地控制近视过快的增长。

要想使眼睛在劳逸结合中保持高效的工作状态，就需要坚持预防为主的观念与做法。

缓解视觉疲劳：模拟远眺图。

远眺图是利用心理学空间知觉原理设计的具有三维空间感的模拟向远延伸的图形。长时间近距离用眼时，可以通过观察远眺图使视觉疲劳得到一定的缓解。

使用距离：0.6~1.5m。

观察时间：3~15min。

观察方法：

① 由外向内移动，继而注视中心。

② 左、右眼交替观察（宜使用等边远眺图）。

③ 双眼观察（宜使用横幅远眺图）。

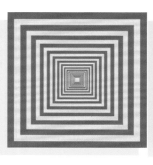

▲ 等边远眺图

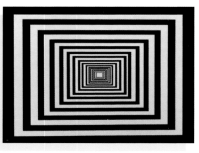

▲ 横幅远眺图

第二组　干眼症

一、干眼症的症状

　　干眼症是由于长时间不当用眼（如高度紧张地近距离目视，注视目标闪烁、目标亮度过高／过低，用眼过度等）之后出现的暂时性视觉模糊、眼胀、干涩、流泪、眼眶酸痛等眼部症状，严重时会发展为头痛、眩晕、乏力等全身不舒适的一种综合性症状。干眼症的危害是影响生活质量，使学习、工作效率降低。

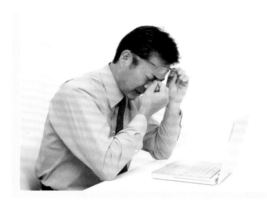

二、造成干眼症的原因

（1）视觉作业区域光线照明不足或过强、光源闪烁、存在眩光或反光。

（2）持续近距离视觉工作（看手机、注视电脑等）。

（3）眨眼次数减少，泪液蒸发增多。

① 在正常情况下，人每分钟眨眼 15 次；阅读书报时，每分钟眨眼不超过 10 次；用电脑时每分钟仅眨眼 5 次；当"目不转睛"地玩游戏机时，每分钟只眨眼 2~3 次。

② 戴用隐形眼镜。戴用隐形眼镜后泪液系统发生改变，角膜表面温度升高，泪液蒸发量增大从而导致干眼症。

③ 电风扇、空调运行，空气循环加速，导致泪液蒸发加速。

（4）身体状况。

① 身体衰弱、疲劳或处于某些特殊生理时期，也比较容易促使干眼症的发生。

② 屈光不正。特别是有中等程度散光、屈光参差、过度矫正的近视眼，以及未接受屈光矫正的远视眼，在视觉疲劳的基础上更容易发生干眼症。

三、干眼症的预防

1. 合理照明

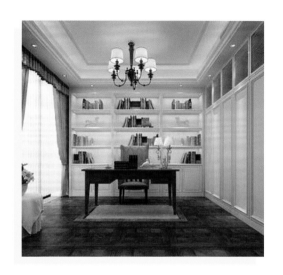

（1） 不要使用过强、闪烁的光源作为照明。

（2） 不在强烈阳光下进行持续阅读。

（3） 晚上在家中阅读，应配备近用辅助灯光照明。但是一定注意，房间的主灯光一定要开启。

① 用于辅助照明的灯光，以 40W 白炽灯（或 15W 日光灯）为宜。

② 主灯以 40W 日光灯为宜。

（4） 晚上在家中看电视，应开启房间的主灯。

2. 使用视觉显示终端工作

视觉显示终端（VDT）包括个人电脑、手机、电视游戏机等电子设备的视频显示终端。

使用 VDT 工作时合理的坐姿如图所示。

合理的坐姿既可以使身体处于相对舒适的状态，又可以起到控制视觉疲劳产生的作用。

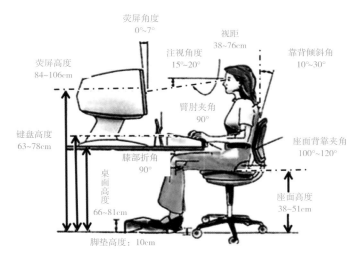

荧屏角度 0°~7°
视距 38~76cm
注视角度 15°~20°
靠背倾斜角 10°~30°
荧屏高度 84~106cm
臂肘夹角 90°
键盘高度 63~78cm
座面背靠夹角 100°~120°
膝部折角 90°
桌面高度 66~81cm
座面高度 38~51cm
脚垫高度：10cm

合理的坐姿，使眼睛的视觉方向略下，有一定预防干眼症发生的作用。

3. **泪液的自我调理方法**

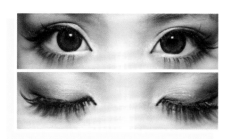

（1）　主动增加眨眼次数

调理作用：

① 减少泪液蒸发。

② 预防、缓解干眼症。

③ 预防、缓解视觉疲劳。

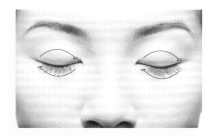

（2）　闭眼、转动眼球

调理作用：

① 缓解视觉疲劳。

② 按摩泪腺，增加泪液分泌。

③ 预防、缓解视觉疲劳。

四、干眼症的治疗

1. 热敷与冷敷

方法	热敷	冷敷
作用	促进血液循环、舒筋活血，促进新陈代谢	减轻组织痉挛，促进血液回流，降低局部温度，减少炎症并发
适应证	慢性疼痛、炎症	急性、亚急性炎症，损伤
最佳时间	15~20min	10~20min
方法	热敷可分干、湿两种。湿热敷穿透力强，对于减轻软组织充血，解除肌肉痉挛、强直引起的疼痛等有显著作用 干热敷：热水袋（水温50~60℃）包上毛巾使用	冷湿毛巾法：拧成半干，敷于局部，每1~3min更换一次 冰袋法：冰袋裹上毛巾敷于局部
注意	不宜过热，以免烫伤皮肤	不适合敏感皮肤及血液循环差者 低热、冷过敏者，使用冰袋应当搭垫毛巾

2. 人工泪液

人工泪液有两种。

水液性：比较稀，如果症状比较轻，可以选用水液性的人工泪液。

凝胶状：黏稠度比较高，如果症状较重或者嫌麻烦不愿意经常点就可以用凝胶状的人工泪液。

干眼症患者可以根据自己的情况选择。

人工泪液或类似人工泪液有：利奎芬眼液、优乐沛人工泪液、优乐沛凝胶、1% 甲基纤维素、1% 硫酸软骨素、润舒眼液等。

市场上销售的人工泪液主要有以下几类。

① 复方氯化钠滴眼液：为无色澄明液体、复方制剂，每毫升含氯化钠 4.4mg，氯化钾 0.8mg，羟乙基纤维素 0.7mg。辅料为山梨酸钾、硼砂、硼酸、泊洛沙姆、聚氧乙烯氢化蓖麻油 60、乙二胺四乙酸二钠。

② 羧甲基纤维素钠 5mg。辅料为氯化钠，乳酸钠，氯化钾，氯化钙及纯水。可含调节 pH 值所用的盐酸和 / 或氢氧化钠。

③ 复方硫酸软骨素滴眼液：每 10ml 中含硫酸软骨素 50mg、牛磺酸 10mg。辅料为氯化钾、氯化钠、氯化钙、磷酸氢二钠、L- 薄荷、D- 樟脑、浓氯化洁尔灭溶液 50、依地酸二钠、聚氧乙烯氢化蓖麻油 60。

④ 聚乙烯醇滴眼液：每毫升含聚乙烯醇14mg，辅料为氯化钠、氯化钾、磷酸氢二钠、磷酸二氢钠、甘油、羟苯乙酯、注射用水。

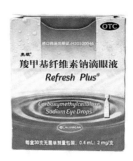
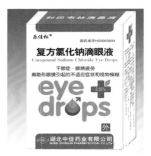
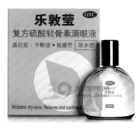
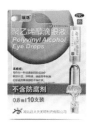

市场上常见的品牌有：怡然、潇涞威（潇莱威，不含防腐剂）、唯地息（含聚丙烯酸）、爱丽、润洁、润舒、贝复舒（含重组牛碱性成纤维细胞生长因子）、泪然以及新泪然等。

3. 眼药水的使用方法

很多人都滴过眼药水，但点眼药水的方法并不一定正确。要想做到既保证药物的作用又不浪费药物，就需要按照正确步骤进行点用，不能采取滴进眼就完事的做法。其实，正确的方法还是很讲究的，具体步骤如下。

① 把手洗干净，打开眼药瓶盖。

② 头部尽量向后仰（或者平躺在床上）。

③ 用手指将下眼睑下拉，使眼睑和眼球前形成一个 V 字形囊袋。

④ 在滴眼药水时，瓶嘴距离眼睛约 1~2cm，药水要点在眼睑附近的白睛处，不要点在黑眼珠上，否则会引起反应性的闭眼。

⑤ 点完眼药水之后要立刻盖上瓶盖。

⑥ 闭上眼睛 5min 以上，同时用手指轻按眼内角鼻泪管处 2min 之上。

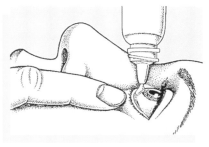

▲ 点眼药的方法

4. 点眼药的注意事项

① 眼内空间非常有限，一次只能吸收一滴药水。如果需要使用一滴以上的剂量，或一种以上药水，建议分多次进行，每次间隔 5min。

② 如果需要同时使用眼药水和眼药膏，则先点眼药水，5min 后再用眼药膏。

③ 使用眼药水或眼药膏时不可以佩戴隐形眼镜。

④ 眼药瓶口不可用手触碰，以保持瓶口干净。

⑤ 眼药水要专人专用，不要混用。

⑥ 很多眼药产品有严格的有效期，过期药品请勿使用。

第六部分
眼镜架、眼镜片
挑选常识

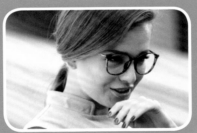

第一组　眼镜架自己挑

一、眼镜架的款式

　　眼镜是日常生活不可或缺的用品，对于存在屈光不正的人来说，更是时时刻刻离不开的必备用品。在挑选眼镜架时人们往往偏重于时尚，配上眼镜后会有一段时间的不适应。之所以会发生不适应，最常见的原因是选的眼镜架不合适。眼镜架可以从时尚、材料、款式等多方面进行选择，但是，对于屈光不正者来说，最重要的则是要在保证屈光矫正效果的前提下进行选择。从屈光矫正的意义上讲，选择眼镜架应注意种类、材料、尺寸三个方面。

1. 眼镜架分类

　　眼镜架的分类方法有多种，最常见的一种分类方法是按照眼镜框的款式进行的分类。这种分类将眼镜架分为：全框眼镜架、半框眼镜架、无框眼镜架、混合眼镜架、折叠眼镜架。

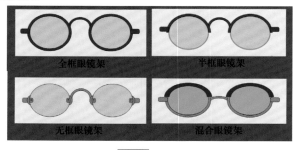

全框眼镜架　　　　　　半框眼镜架

无框眼镜架　　　　　　混合眼镜架

眼镜不同款式的特点和适合人群对照表

眼镜架类型	特点	适合人群	不适合人群	其他
全框	强度较大	适合各类人群	无	更换新架困难
半框	强度略小、略轻		不适合长脸形	更换新架容易
无框	强度较小、轻	追求时尚的年轻的办公室工作人员	少年儿童不宜选用 散光较大者最好不选 露天作业者不宜使用	显得比较文雅 螺母容易松动
混合	与全框相同	适宜眉形不好者	无	更换新架困难
折叠	方便携带	多用于成品老花镜	不适合近视眼、远视眼日常的屈光矫正	容易变形

2. 眼镜的鼻托

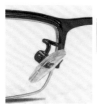 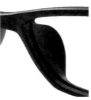 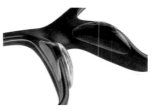

▲ 活动型鼻托　　▲ 固定型鼻托　　▲ 防滑垫高鼻贴

E Y E

眼镜鼻托的形式主要有两种：活动型鼻托、固定型鼻托。

鼻托选择要点如下。

① 东方人的鼻梁相对较低，应尽可能选择活动型鼻托，这样才能保证镜片与眼角膜的合理距离（12mm）。

② 选用固定型鼻托时，应选择鼻托比较高的眼镜，以保证镜片与眼角膜的合理距离并预防眼镜下滑。

③ 倘若选择的眼镜架的固定型鼻托比较低，试戴后眼镜撑片与角膜的距离 ≤ 12mm，应向店家咨询配置防滑垫高鼻贴。

④ 挑选眼镜架要注意：鼻托一定要和自己的鼻梁贴服，不能贴服时则要请店家予以调整。

3. 眼镜的镜腿

眼镜戴用时的舒适程度，与眼镜腿与镜身的夹角（前倾角）、眼镜腿后部向下的折角（垂俯角）有很大关系。要保证眼镜戴用舒适，这两个角的度数一般应当如下图所示。

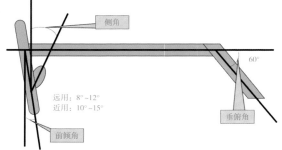

侧角

60°

远用：8°~12°
近用：10°~15°

垂俯角

前倾角

　　另一个要注意的问题是眼镜腿的折弯点，一定要在耳根的最高点处。折弯点位于耳朵之前，则说明镜腿过短（如下图）；折弯点位于耳朵之后，则说明镜腿过长。

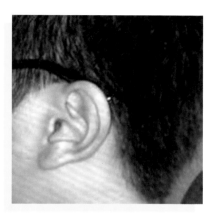

▲　镜腿过短

　　眼镜调整折弯后，倘若从正面观察，发现耳朵下还可以看见眼镜腿，说明调整后眼镜腿折弯后的部分过长。

二、眼镜架的尺寸

购置眼镜架，应当挑选适合自己的，这对屈光不正者尤其重要。

1. 简易挑选办法

戴上预选的眼镜架，自己正对镜子分别用左、右眼进行单眼观察，倘若两眼的瞳孔都在左、右镜圈的垂直中线上，这个眼镜架在尺寸上就是最适宜自己戴用的。倘若两侧瞳孔均位于镜圈垂直中线的内侧，则说明眼镜架的尺寸偏大，偏离越多眼镜架就越大。使用这样的眼镜架，就需要在加工时做光学中心内移，否则就会产生三棱镜光学效应，导致眼镜戴用不舒适，产生视觉疲劳。

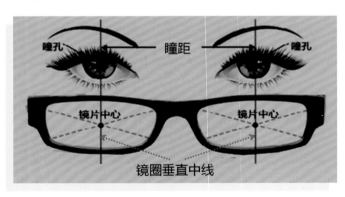

2. 精确挑选方法

这是一种根据自己的瞳距和眼镜尺寸挑选眼镜的办法。正规生产的眼镜架会在镜腿内侧以及撑片上标记上眼镜的尺寸。

如 54 □ 17–140，这三个数字分别代表：镜圈宽度、镜梁宽度、镜腿长度。挑选中可能遇到的情况如下。

① 镜圈宽度 + 镜梁宽度 > 瞳距：眼镜尺寸偏大——这种情况较多见。

② 镜圈宽度 + 镜梁宽度 = 瞳距：眼镜尺寸适宜。

③ 镜圈宽度 + 镜梁宽度 < 瞳距：眼镜尺寸偏小——这种情况较少见。

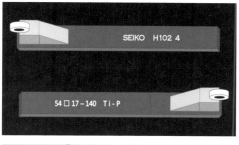

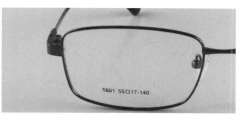

3. 眼镜架选择中的变通办法

如果挑选眼镜架时没有与自己瞳距相适应的尺寸，一般都会选择略偏大一些的眼镜架。遇到这种情况，在眼镜加工时就必须做光学中心内移的处理，处理办法如下：

（左、右侧）各内移量 = $\dfrac{（镜圈宽度 + 镜梁宽度）- 瞳距}{2}$

此时定镜单上一定要注明：各内移 ＿＿mm。

内移光学中心注意：

① 单侧内移量不宜超过 5mm，否则眼镜戴用时会感觉不舒适。

② 内移量 1~2mm，一般无需特殊调整；内移量 ≥ 3mm，需要经过有经验的专业人员予以调整才能获得比较舒适的戴用效果。

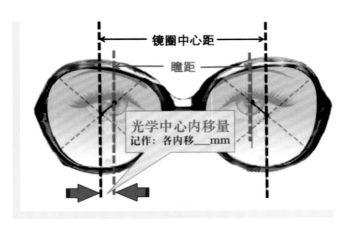

第二组　眼镜片的选择

一、镜片材料选择

　　目前，最常用的是塑料镜片。眼镜行业用于屈光矫正的镜片主要有四种：烯丙基二甘醇碳酸酯（CR-39）、聚碳酸酯（PC，又称为宇宙片、太空片）、聚甲基丙烯酸甲酯（PMMA，俗称有机玻璃）、聚苯乙烯（PS）。这四种镜片的主要特征与性能见下表。

材质	折射率	阿贝数	透光率/%	抗冲击强度（kg/cm²）	洛氏硬度	吸水率/%	特点
CR-39	1.5	58~59	> 92	1~2	100	0.2	透光率高、耐磨性好
PC	1.59	34	88	17~24	70	0.4	色散偏大、耐冲击强
PMMA	1.49	57.2	94	12~14	80~100	2.0	透光率高、耐磨性差
PS	1.6	30.8	88	16	65~90	0.1	色散较大、耐冲击强

摘自　孙绍灿 编著的《塑料使用手册》。

　　选择镜片材料的基本要点如下。

　　① 青少年以及偏爱运动的戴镜者，选择戴用抗冲击较强的 PC 镜片，可以对眼睛起到很好的保护作用。

② 对于从事与颜色有关职业的人（如美术工作者、电脑程序设计人员等），则以选择色散较小的 CR-39 镜片更适宜。

③ 从事露天工作的人员（如人民警察、地质工作者）应以选择 CR-39 镜片、PS 镜片更为适宜。

④ 镜片度数较高者，可以选择使用 PS 镜片、PC 镜片。

⑤ PC 镜片硬度较低相对不耐磨，为了提高镜片的耐磨度，需使用有镀膜的镜片。

⑥ PMMA 材料吸水性能较强。因此，框架眼镜的镜片一般不使用这种材料，而隐形眼镜多使用这种材料制作。

根据材料来选择镜片，只是镜片选择的一个方面。要想选择一副既适宜自己的情况、又不花冤枉钱的镜片，还要考虑自己的镜片度数和镜片折射率，以及是否需要选择非球面镜片的问题。

二、镜片折射率选择

配镜时，一般都会为镜片厚薄花费很多心思。影响镜片厚薄的根本因素是镜片的度数。

下图是 1.56 折射率 –1.00~–8.00DS 镜片的厚度对比。在配制眼镜时，并非折射率越高就会越薄，客观讲，–1.00~–3.00DS 镜片厚度的差异很小（–1.00DS 与 –2.00DS 几乎无差异），超过 –4.00DS 厚度差异明显增大。

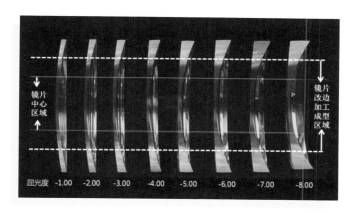

从客观的物理厚度而言，度数低于 4.00DS 使用高折射率镜片意义有限。度数大于 4.00DS，镜片的确是比较厚的，使用高折射率镜片是有必要的。但是，高折射率镜片周边区域在使用中会有一定的色散现象。定制眼镜选择镜片的折射率可参考下表。

屈光度与镜片折射率选择参考对照表

屈光度	折射率	常用称谓
3.00DS 以下	1.50	普通折射率
2.00 ~ 5.00DS	1.56	中折射率
3.00 ~ 6.00DS	1.56 非球面	中折射率非球面
4.00 ~ 7.00DS	1.60	高折射率
5.00 ~ 8.00DS	1.60 非球面	高折射率非球面

续表

屈光度	折射率	常用称谓
6.00 ~ 10.00DS	1.67 非球面	超薄非球面
10.00 以上	1.74 非球面	超超薄非球面

三、非球面镜片选择

定制眼镜时，经常被使用球面镜片还是非球面镜片所困惑，更会因为店家提供的一种道具所显示的图像（下图）弄得一头雾水。

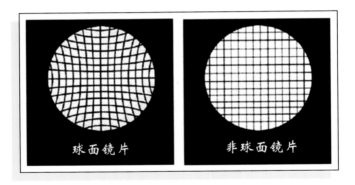

实际上，两者这样大的视觉差异是由镜片与我们眼睛的距离过大所导致的夸张图像，只要我们将镜片放在平时戴眼镜的位置就会发现两者虽然有差异，但不注意的话基本很难察觉。

那么，在什么情况下选择非球面镜片才更合理呢？可以从两点来考虑。

① 提高镜片周边的视像质量。下图所示是球面透镜与非球面透镜的光学成焦图。

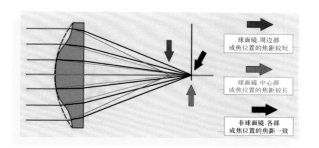

球面透镜周边对光的曲折大，因此周边部成焦点的位置比中心部要提前，这就是通常讲的球面像散现象。

而非球面镜片则对镜片周边进行了减光度的非球面处理，中心部和周边部成焦点位置比较一致，因此，非球面镜片的视像要高于球面镜片。

② 非球面处理后的镜片，在镜片的较厚的部分起到减薄的作用，这种减薄效果在近视镜片上更为明显。

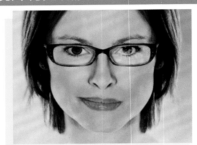
第三组　眼镜片的识别

一、镜片有无减反射膜

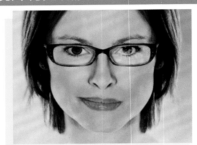

　　有的人配完眼镜以后，常常会怀疑所配眼镜的眼镜片是不是镀膜镜片。要判断眼镜片是否加膜的方法其实很简单。

　　① 对着镜子看自己的眼睛就可以清楚地分辨。

　　上图中左侧的镜片就是镀膜的镜片，看眼睛很通透。

　　上图中右侧是没有镀过膜的镜片，看眼睛有些模糊。

　　② 直接观察镜片的反光。

　　如右图所示，用眼睛直接观察目标（一般会选择室内的灯管）在镜片上的反光，当看到图像很清晰，就说明镜片没有镀膜；倘若看到的图像模糊，就说明镜片是镀膜镜片。

二、镜片是远视镜还是近视镜

1. 方法①

判断眼镜片是远视镜还是近视镜，只需通过镜片观察一个目标（例如窗户），就可以根据镜片里看到的图像变化来判定。

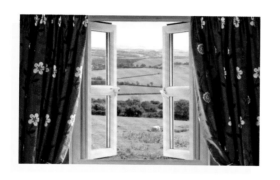

将眼镜片置于眼前任意距离，看到图像都是缩小的状态（下图），这只镜片就是近视镜片。

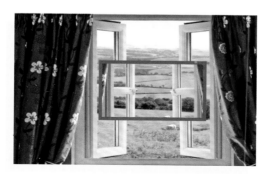

　　将眼镜片在眼前前后移动，只要在某一距离看到的图像呈放大状态（下图），这只镜片就是远视镜片。

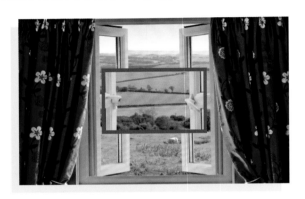

　　2. 方法②

　　看镜片中央和边缘的厚度：中央厚、边缘薄，就是远视镜片；中央薄、边缘厚，就是近视镜片。

三、散光与否的识别

1. 直视边缘观察法

　　镜片是否有散光，可以直接看镜片边缘的厚度，镜片边缘厚度不同者，就是散光镜片。

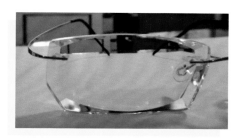

2.镜片中图像观察法

　　双手手执眼镜置于眼前较远些的距离，通过镜片观察一条竖线。在来回旋转眼镜的同时，观察镜片中线条有没有位置变化。随眼镜旋转镜片中线条呈现来回摆动的就是散光镜片；假如眼镜旋转中线条没变化，这就是没有散光的镜片，即球镜片。

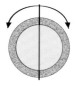

▲　镜片中线条摆动示意图　　　　▲　镜片中线条静止示意图

四、非球面镜片的识别

　　目前高屈光度镜片一般都会应用非球面形式，低度数的眼镜片既可以选择球面镜片也可以选择非球面镜片。在实际配镜中，常有一些配镜者会对是否用了非球面镜片存在一定的疑问。实际上，眼镜店是不会用球面镜片冒充非球面镜片的。

那么怎样看镜片是不是非球面镜片呢？一般而言，非球面镜片会有一个小翘边（在镜面边缘部分会有一个向上翘的现象），见下图。

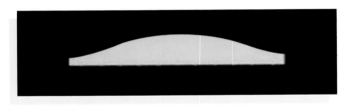

下图没有"小翘边"，这就是球面镜片。

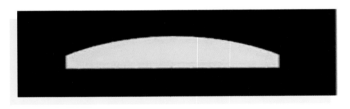

五、水晶眼镜能否养眼？

水晶眼镜是不少老年人喜欢戴用的眼镜。传说"水晶眼镜"可以养眼，这种说法是没有任何道理的。

戴水晶眼镜为什么眼睛会感觉到凉？这是因为水晶的导热性很强，这是戴水晶眼镜使眼睛感觉凉的原因所在。

"凉"只是一种物理现象，可能会有些许缓解眼部轻微炎症的作用，但与"养眼"无关。

水晶是一种具有双折射功能的物质。其紫外线的透过率为81%，红外线的透过率为34%，大量紫外线、红外线进入眼睛对晶状体是有害的，如在西藏地区，人们阳光下戴水晶眼镜过久就会感到眼睛疲劳。不纯净水晶做成的水晶镜片因含有放射性元素氡，对人体的健康具有一定的危害。

综上所述，水晶眼镜并不适合当保健眼镜使用，特别是那些处于白内障易发时期的中、老年人更不适宜戴用。

怎样鉴别真假水晶眼镜呢？鉴定真假水晶的方法很多，在这里只介绍最简单、有效的两种方法。

第一种方法，用偏振镜进行检测。

将被检"水晶镜片"置于检偏组合镜（下图）两片镜片的中间。如果看到被检镜片有光线透过（下页图），就是水晶眼镜；倘若被检镜片没有光线透过，就是假水晶眼镜。

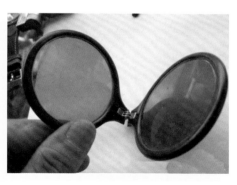

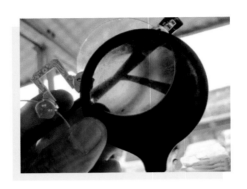

第二种方法，温度触觉法。

通过用手触摸镜片的办法也可以判别。感觉凉手的是玻璃镜片；感觉到冰手的是晶石类镜片；感觉不到凉手、冰手的就是塑料（树脂）镜片。

在地摊上卖的"水晶眼镜"大多都是假水晶。购置水晶眼镜一定要慎重。

第七部分
远离屈光误区

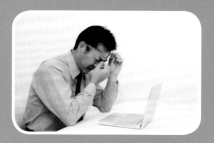

第一组 点眼药水能迅速起作用的区域

点眼药是家庭眼睛保健治疗常用的方法。点药的方法已在本书第五部分进行了介绍，在此不再赘述。这里就眼药发挥作用大小的情况进行简要介绍。

通常情况下眼药是水剂，这种水溶性眼药水的作用只限于眼的前部（下图中虚线之内的区域）。能经角膜进入房水的眼药只能是脂溶性药物，

眼药很难发挥作用的区域是晶状体、玻璃体，其原因是这两个结构均没有血管，内部代谢极慢，药物很难进入其中。

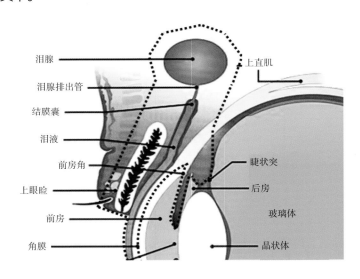

泪腺 —— 上直肌

泪腺排出管

结膜囊

泪液

前房角

上眼睑 —— 睫状突

后房

前房 玻璃体

角膜 晶状体

一、用药能治疗近视吗？

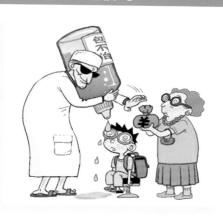

通过点眼药治疗近视是好多人的想法。前些年关于"夏天无眼药水"治疗近视眼的说法盛行一时。其实，夏天无是罂粟科植物伏生紫堇的干燥块茎，具有降压、镇静、舒筋、活络、止痛作用。"夏天无眼药水"只是这种块茎的水溶性生物碱制剂。近视眼主要的病理改变是眼球变长，目前还没有能使变长的眼球重新变短的药物，怎么可能会有药物治疗近视眼呢？

当前，关于近视眼药物治疗效果有以下两个客观事实是不可否认的。

第一，关于药物治疗近视眼的药效是以推论或臆想推定的。

第二，还没有足以令人信服的证据证明有治疗近视眼的药物。

二、白内障

1. 白内障简述

白内障可分为先天性白内障和后发性白内障。老年性白内障是老年人常见、多发性的眼病。白内障一旦发生，就会对患者情绪与生活质量造成不良的影响，甚至对日常生活自理都会带来极大的不便。

白内障典型的症状是看远、看近都不清楚，患者感觉自己像生活在雾里一样。这种雾状感觉是因为晶状体浑浊导致的透光率下降和散射光明显增强所致。

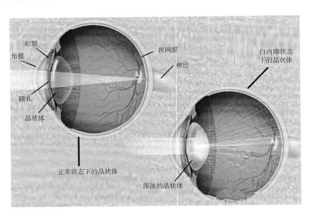

虹膜
角膜
视网膜
神经
白内障状态
下的晶状体
瞳孔
晶状体
正常状态下的晶状体
浑浊的晶状体

2. 白内障的病因、相关数据及常见的白内障类型

参见下面的三张示意图。

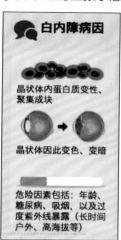

白内障病因

晶状体内蛋白质变性、聚集成块

晶状体因此变色、变暗

危险因素包括：年龄、糖尿病、吸烟，以及过度紫外线暴露（长时间户外、高海拔等）

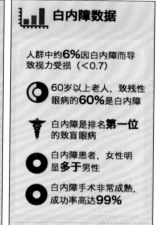

白内障数据

人群中约**6%**因白内障而导致视力受损（<0.7）

60岁以上老人，致残性眼病的**60%**是白内障

白内障是排名**第一位**的致盲眼病

白内障患者，女性明显**多于**男性

白内障手术非常成熟，成功率高达**99%**

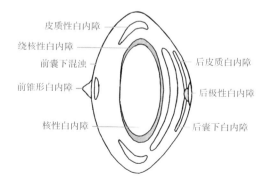

皮质性白内障

绕核性白内障

前囊下混浊

前锥形白内障

核性白内障

后皮质白内障

后极性白内障

后囊下白内障

▲ 常见白内障的类型

3. 白内障的治疗

目前白内障的治疗方法有以下两种。

（1）药物治疗

白内障的药物治疗主要是点用相关的眼药水。这类治疗方法因眼药水很难进入晶状体内，因此疗效不确切。至今，药物对白内障的定量改变没有任何客观证据。当前公认的对药物治疗白内障的认识是：迄今尚无药物治疗方法可延缓或逆转白内障形成过程（Paul Riordan-Eva、John P.Whitcher，*Vaughan & Asbury's General Ophthalmology*）。

（2）手术摘除

对于白内障，最常采用的也是最有效的方法是手术摘除。

第一种，联合手术治疗法。

这是目前最流行的手术方式，就是"手术摘除＋人工晶体植入"的综合手术治疗方法。据相关报道，这种联合手术治疗法的成功率已经达到99%，疗效确切。

"手术摘除＋人工晶体植入"后，可能会存在一定程度的屈光不正，根据具体情况，通过验光、配镜，可以获得满意的矫正视力。

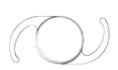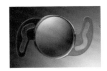

▲ 几种常见的人工晶体

第二种，白内障摘除 + 配镜。

这种方法对患者来说，是一种既经济又实惠的方案。这种方案尤其适合近视眼患白内障者。

就看远来说，一名 800 度的近视眼患者，摘除晶体后，只要佩戴一副 200 度老花镜就可以享受自己的多彩生活了。而对于 1000 度的近视眼患者来说，摘掉晶体后，根本无需戴镜，就可以看清楚远于 5m 的目标。

近视程度 /D	−2.00	−4.00	−6.00	−8.00	−10.00	−12.00
晶体摘除需戴眼镜度数 /D	+8.00	+6.00	+4.00	+2.00	—	−2.00

而对远视眼来说，晶体单纯摘除后所须戴用的眼镜度数较大，镜片会比较重，因此这种方法不太适合远视眼。

远视程度 /D	+2.00	+4.00	+6.00	+8.00	+10.00	+12.00
晶体摘除需戴眼镜度数 /D	+18.00	+16.00	+14.00	+12.00	+20.00	+22.00

对于白内障患者，不管采取以上哪一种方案，都还需要解决看近和阅读困难的问题。可以选用的两种最基本的解决方案如下。

第一种，经济方案。

即使用阅读（或电脑工作）眼镜 + 放大镜的方案。

眼镜用于近距离工作。放大镜用于看细小文字（如药品说明书）。

第二种，视觉全功能方案。

即使用渐进眼镜＋放大镜的方案。渐进眼镜用于看远、中、近距离的目标。放大镜则是作为备用，专门看细小的文字。

4. 白内障的预防、控制

既然目前没有药物可以延缓或逆转白内障形成的过程，那么"防患于未然"，做好白内障的预防、控制工作就显得格外重要了。

氧化损害（自由基反应所致）、紫外线损害、营养障碍是目前公认的与白内障形成有关的三个因素。目前的普遍公认的预防措施正是针对这三种因素展开的，这些措施包括以下五个方面。

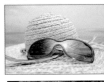

（1）防紫外线照射

防止紫外线照射是预防、控制白内障最重要的措施。外出时应戴有檐帽或防紫外线眼镜，可使眼睛受到的紫外线照射量大大减少，从而可以起到预防、控制白内障的发生和发展的作用。

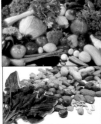

（2）补充维生素

多吃富含维生素C的蔬菜和水果（如青椒、荠菜、橘子、山楂等）、含有较多维生素E的食品（如小麦胚芽、豆类；豌豆油、葵花子油、芝麻油、蛋黄、核桃、葵花子、花生米、芝麻、菠菜、莴笋叶、甘蓝菜；柑橘皮、瘦肉、乳类等）和含类胡萝卜素较多的蔬菜和水果（如番茄、胡萝卜、芒果、南瓜、菠菜等）有预防、控制白内障的作用。

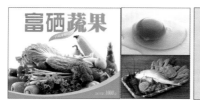

（3）补充微量元素硒

缺硒会使晶状体中抗氧化酶的活性明显降低而导致白内障的发生。可经常吃含硒较多的食物如鱼、虾、蛋、芦笋、蘑菇等。

（4）适当服用阿司匹林

阿司匹林能减缓白内障病程进展。

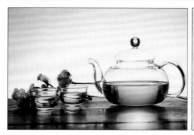

（5）预防脱水

在发生脱水情况下，体内液体代谢紊乱，就会产生一些异常的化学物质，导致白内障发生或加剧。一般情况下，老年人每日进水量不能少于500mL，而饮茶水更好，茶水中鞣酸可阻断体内产生自由基的氧化反应发生。

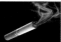

此外，流行病学研究表明，过量饮酒、吸烟、心血管疾病、糖尿病、高血压、精神病、机体外伤等与白内障的形成有关。

最近的一些证据表明长期补充多种维生素对晶状体有保护作用（Paul Riordan-Eva、John P.Whitcher，*Vaughan & Asbury ' s General Ophthalmology*）。

第二组　对近视眼认识的误区

一、近视眼不宜再分真假

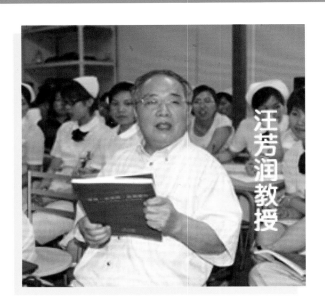

汪芳润教授

当一个人长时间持续注视近距离目标后，突然抬头看远会出现暂时的看不清楚，经过很短的时间又恢复到清晰地视觉状态，这种暂时性的原视力下降就是我们通常讲的假性近视。

我国著名近视眼学者汪芳润教授非常真诚地告诉人们："现实情况表明，假性近视学说的推行，为各式各样的并无矫治效果的商业活动提供了极为有利的理论依据。从某种意义上来看，这不能不说是一个悲剧！为了不让学术上的误会继续下去，特别是不要让我国近视眼防治研究的混乱局面继续下去，近视眼不宜再分真假了。"

再看几个事实：欧美并不强调近视的真假之分，最多仅限于学术讨论范围；曾经有过假性近视学说的日本和苏联已经不再提及；即便是我国近视高发的中国台湾地区，其卫生机构也明确表态：真假近视区分没有必要。

二、近视眼戴上眼镜就摘不下来了吗？

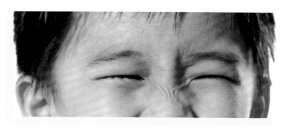

近视了不愿戴眼镜，最常见的理由之一是：戴上怕摘不下来了。

把想看的东西看清楚，难道不好吗？既然戴上就可以看清楚，就没有摘掉的必要了。

对于生长发育期的少年儿童，在视觉模糊状态下获得的视觉信息数量会少，质量会很差，这对于其思维的完善和判断力的提升会产生极为不良的影响。

孩子既然近视了，家长就没道理不尽快让孩子获得比较好的矫正视力。对于孩子来说，未来比今天更重要。

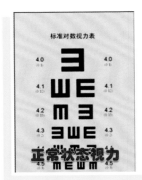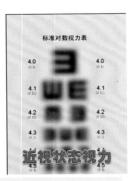

三、近视眼的人不会得老花眼吗？

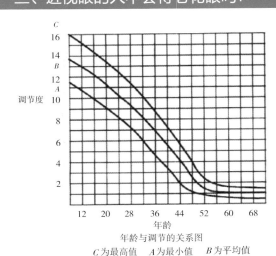

年龄与调节的关系图

C 为最高值　*A* 为最小值　*B* 为平均值

EYE

随年龄逐渐增大，晶状体逐渐变得更加扁平、弹性下降，因此眼的调节力会逐渐减退，这种变化在 40 岁以后尤其明显，会出现看近不能持久、近距离工作困难和看近需要较高程度的照明等。这种 40 岁以后出现并逐渐加重的生理性视觉就是老花眼。老花眼的发生是必然的、自然的生理变化，不管眼睛屈光状态如何，这种生理性的视觉生理变化每个人都会发生。只不过因屈光状态不同，出现视近阅读困难症状的时间的早晚会有差异。

远视眼出现症状的时间会提前，高度远视眼甚至会提前到 30 岁之前。

近视眼出现症状的时间会略有延迟。其具体表现会因近视程度的不同存在一些差异。不同程度的近视眼，对视近阅读困难会自动调整自己的阅读行为，例如 300 度的近视，只要摘掉眼镜就可以非常舒适地阅读书籍、报纸，就没有使用老花镜的迫切性。而高度近视眼，摘掉眼镜在超近距离是不能持久阅读的，因此一旦发生老花眼，就需要使用近用眼镜。

近视眼发生老花眼的临床表现与配镜需求

近视程度	低于 –3.00D	–3.00 ~ –4.00D	–5.00 ~ –6.00D	高于 –6.00D
自觉症状	推迟 1 ~ 3 年	几乎没有感觉	不推迟	不推迟

续表

近视程度	低于 −3.00D	−3.00 ～ −4.00D	−5.00 ～ −6.00D	高于 −6.00D
阅读行为	摘掉眼镜阅读	摘掉眼镜阅读	摘掉眼镜超近距离阅读	早期摘掉眼镜，超近距离阅读。50 岁以后则需使用老花镜
近用眼镜	有需求但较晚	一般没有需求	有主动配用需求	有主动配用需求

四、近视眼能治好吗？

客观地讲，近视眼最主要的改变是眼球变长，眼睛的前后轴每增加 1mm 就会增加 −3.00D（即 300 度）的近视。对这种改变，目前还没有治疗方法，因此，也就没有真正意义上的近视眼治疗。目前对近视眼的治疗措施都是对屈光状态的矫正，这些措施有以下几项。

对策		方法和工具	矫正方式	
			镜片位置	使用时间
防控	预防	科学用眼	—	长期
	控制	科学用眼、合理戴镜	—	长期
矫正	非手术	框架眼镜	镜片放在眼前 12 ~ 13.75mm	白天
		隐形眼镜	放置在角膜上	
		角膜塑形眼镜		晚上
	手术	角膜屈光手术	将角膜切削成近视镜片	一次性制作
		人工晶体	将镜片（IOL）放置在眼内	

第三组 "瞳孔散大"时检测的数据准吗？

一、什么情况下瞳孔会散大？

1. 疾病

疾患		动眼神经麻痹	眼部疾患	颈交感神经疾患
对光反射	直接	–	–	+
	间接	–	+	+
眼球运动		障碍	正常	无障碍
其他症状		眼睑下垂	视网膜病变（可有）	眼睑扩大，眼球突出
常见疾病		脑出血，脑疝	眼底病变，视神经疾患	颈髓肿瘤、炎症、外伤、颈交感神经炎等

2. 死亡

人死亡后，生命迹象停止了，瞳孔括约肌失去神经控制瞳孔自然就散大了。有研究表明，双侧瞳孔如果散大持续 90min 以上，则生命垂危。尤其是脑外伤病人，双瞳孔散大时间小于 30min 者应争分夺秒尽可能手术降低颅内压或清除血肿，尽快解除脑受压情况。若发现患者瞳孔有变化，家属应该尽快联系医生，尽早诊治，切勿拖延时间。

明确地说，散瞳情况下的瞳孔散大，模拟的只是人在将死或死后的瞳孔状态，这种情况下检测的屈光矫正度数显然不适合正常活人。

二、正常人用什么样的瞳孔看东西?

　　所有散过瞳的人都清楚,瞳孔一旦散大,就会很怕光、看近看不清楚,而对于近视眼来说还可能既看不清远也看不清近,个别的人还会心慌、发热、烦躁等。这些情况在瞳孔不散大时,一般是不会遇到的。这也就是说平常我们是不会用散大的瞳孔看东西的。

　　那么,这种散大的瞳孔和我们平时的瞳孔在屈光上有什么变化呢?根据《航空航天医学基础》介绍,瞳孔散大会导致屈光度向远视方向偏移0.75~1.00D。这就是说,瞳孔散大会导致近视程度暂时性减少 -0.75~-1.00D,但在瞳孔恢复后眼的屈光矫正度数依然会恢复到瞳孔散大之前的数据。也就是说,瞳孔散大时检测的屈光矫正度数并不是我们眼睛日常状态所需要的配镜度数。

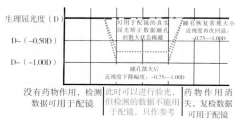

　　这也正是瞳孔散大时检测的屈光数据不能用于配镜的原因。而用于配镜的数据一定要在复检时取得,而复检的时间一定是在药物的麻痹作用消失之后。这就是用阿托品散瞳要在15~21天后,用托吡卡胺要在6个小时之后复检的原因所在。

三、散瞳与复检时间

接受散瞳处理的配镜者，一定要清楚能取得自己正确屈光矫正度数是在散瞳药物作用消失以后的复检中。

药物	浓度[1] / %	散瞳作用		调节麻痹作用	
		高峰 / min	恢复[2] / 日	高峰 / min	恢复[3] / 日
硫酸阿托品	1.0	30 ~ 40	7 ~ 10	60 ~ 180	7 ~ 10
氢溴酸后马托品	1.0	40 ~ 60	1 ~ 3	30 ~ 60	1 ~ 3
氢溴酸东莨菪碱	0.5	20 ~ 30	3 ~ 7	30 ~ 60	5 ~ 7
盐酸乙酰环戊苯	0.5 ~ 1.0	30 ~ 60	1	30 ~ 60	1
盐酸托品酰胺	0.5 ~ 1.0	20 ~ 35	0.25	30 ~ 45	0.25

① 药物溶液一滴，一次点眼后的反应。

② 恢复至较原瞳孔大 1mm。

③ 恢复至 2 个屈光度之内的远调节强度。阿托品和东莨菪碱滴眼后三天，后马托品滴眼后 6h 有可能阅读较小的印刷体。

摘自：李凤鸣主编 《眼科全书》

常用散瞳药的规范的验光复检时间如下。

不同种类散瞳药的验光复检时间

药物	浓度 / %	药物作用的时间		验光复检时间	
		高峰 / min	作用消失 / 天	约定时间	实际实施
硫酸阿托品	1.0	60 ~ 180	7 ~ 10	两周	15 天后
氢溴酸后马托品	1.0	30 ~ 60	1 ~ 3	三天后	3 ~ 5 天后
氢溴酸东莨菪碱	0.5	30 ~ 60	5 ~ 7	第二天	第二天
盐酸乙酰环戊苯	0.5 ~ 1.0	30 ~ 60	1		
盐酸托品酰胺	0.5 ~ 1.0	30 ~ 45	0.25	6h 后	

第四组　"诱人"招数

一、视觉训练改善眼的什么？

　　视觉训练是目前很流行的针对青少年眼睛开展的一项工作。视觉训练有没有作用呢？客观地讲，作用还是有的，但是没有人们想象得那么大。那么视觉训练可以改变什么呢？总体看来，视觉训练可以改变的有以下几个方面。

1. 可以提高少年儿童弱视的视觉功能

　　因为不注意关护婴幼儿眼睛健康状况，导致孩子用眼不健康就会发生弱视，这样的孩子，看远看近都不清楚。通过严格合理的视觉训练，一般都可以使孩子视觉功能恢复到正常视觉状态（但是，一定注意要在 12 岁前进行矫治和训练）。

2. 可以在一定程度上提高调节力的储备

　　通过进行"看远－看近"交替视觉训练，可以有限地提高调节力的储备。提高调节力储备的作用：使眼睛能在看近时，延缓视觉疲劳的发生。

　　这种方法对屈光状态比较稳定的成年人最为适合。但在现实中，成年人应用得并不多，而被用到少年儿童的现象却司空见惯。这就很值得注意了。近视眼发生、疯长目前普遍认为与高度调节力负荷的看近有关。"看远－看近"

交替视觉训练提高调节力储备是通过高强度看近来实现的。显然，这对处于生长发育期的少年儿童就造成了近视程度过快增长的潜在问题。这个潜在问题目前还没有引起人们的关注，但其潜在危害是肯定存在的。

在这里，还要提醒家长：

① 接受视觉训练一定要慎重，一定要防"托"。

② 要接受视觉训练，就弄明白道理是什么。

3. 可以非常有限地提高分辨力

经过视觉训练可以提高人的视觉分辨力，提高的视觉分辨力并非是精细的分辨能力，而是下图中的不同模糊程度的分辨力，在视力表检测中，一般可以表现为提高 1~2 行视标的视力（提高 3 行以上则很难），但其精细分辨力不会提高。

二、视觉训练不能改善眼的什么？

1. 不能阻止眼的正常发育

不管是用什么方法，孩子的正常发育是不会被干扰的。

对于孩子从出生是远视眼，随年龄增大，远视程度就会逐渐减退，直至 12~14 岁成为正视眼，这个问题在前面第四部分已经讲到。这是人的自然生理过程，不应当被干预，也不能干预，而且也没办法干预得了。

这里要说的是，当孩子入学时，已经是 −1.00DS（即100 度近视），那么在健康、合理用眼不发生问题的情况下，将来这孩子的眼睛最终会是 −3.00DS 左右的近视眼。

能不能通过训练不让近视度数增加呢？视觉训练没有这样的作用。从孩子入学到孩子屈光基本定型，要减少+1.75DS 远视。而近视眼的孩子没有远视度数可减，因此只能增加近视度数。

2. 不能改变眼的屈光度

视觉训练也不能改变屈光度，这是因为眼的调节力可以通过训练适当向"正"的方向发展，但不能向"负"的方向发展。这是不可抗拒的人的生理特征。这就好比心脏，心肌加力可以打出更多的血液，让心肌做"负功"把血液抽回来是不现实的，因为人的生理只能做"正功"不会做"负功"。

所谓的"屈光度降低"，其视觉一定是模糊矫正状态，模糊的视觉状态不应当是屈光矫正的结果和目的。戴上眼镜后看到下页图中（a）或（b）才算达到了屈光矫正的目的。

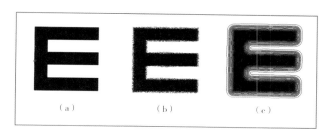

(a)　　　　　　　(b)　　　　　　　(c)

3. 不能改变内斜视

少年儿童内斜视的状态，绝大多数是由眼的远视程度过高所致，最合理的解决办法就是尽早接受屈光矫正。但目前也有人说："视觉训练可以改善、消除内斜视。"这种说法没有道理。

倘若内斜视儿童调节力储备提高了，其间歇内斜视在看近时不但不会减轻，反而会斜得更厉害。

三、"望远"能否降低近视度数?

目前，在坊间流传着"看远"可以"治疗"近视的说法。其道理是：近视眼看远不清楚、看近清楚，经常看远就可以提高视力、降低近视度数了。要搞清楚这个问题，就要搞清楚下面的问题

1. 近视眼到底能看多远

下图所显示的就是不同程度近视眼所能看清楚的最远的点，近视眼就能看清楚这么远。倘若某人是 500 度的近视，

他能看清楚的只是眼前 20cm 的目标。

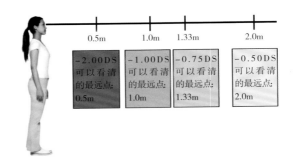

0.5m	1.0m	1.33m	2.0m
−2.00DS 可以看清 的最远点： 0.5m	−1.00DS 可以看清 的最远点： 1.0m	−0.75DS 可以看清 的最远点： 1.33m	−0.50DS 可以看清 的最远点： 2.0m

2. "远"对近视的意义

真正意义上的远，获得图像如下图，这样模糊的图像
在视觉上还是有意义的，虽然图像很不清楚，但毕竟是对
客体存在的发现。

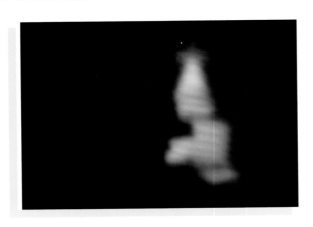

但这样模糊的图像，对屈光矫正没有意义。

3. 看不清楚真正意义上的远，如何"望远"

看不清楚真正意义上的远，人们心理上的"望远"目标就不可能实现。"望远"防治近视的说法，纯属一种商业营销策略，没有现实意义。

四、眼镜有没有真正的"智能"?

1. 什么是智能

智能，是智力和能力的总称。通常人们说的智能，是指人工智能。人工智能是对人的意识、思维的信息过程的模拟。众所周知，这种模拟是通过电子元件和电路来实现的。人工智能不是人的智能，但能像人那样思考，也可能会超过人的智能，至少在运算速度上是人的智能无所比拟的。

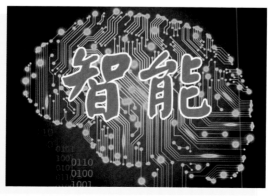

2. 眼镜上有没有"人工智能"的构造呢

在全球，智能穿戴设备一直被各界期待，其中智能眼镜最受关注。此前，Google、联想等科技巨头先后发布了产品，但技术上有缺陷，还有发热、运行时间短、体积大、不方便携带等问题。下面这两款眼镜是人工智能的眼镜。

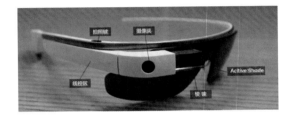

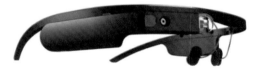

就目前现实的应用而言，我们所戴用的用于常规屈光矫正的眼镜，还没有应用"人工智能"的。所谓的"智能眼镜""智能眼镜架""智能镜片"，只是借"智能"这朵花装点常规眼镜的门面而已。

第五组　怎样看懂验光单

一、最基本的处方形式

当前，验光配镜已经是司空见惯的事情了。但是，有相当一些人还不知道怎么看验光处方。下面这个表格就是一张现实中的处方最主要的部分。

用途	眼别	球镜	柱镜	轴位	棱镜	底	矫正视力
远用	右	-3·25DS	-1·75DC	165°			1·0
	左	-3·25DS	-0·50DC	180°			1·0
近用	右						
	左						

下加光：＿＿＿＿＿＿　瞳距：__65__ mm　验光师：□□□

下面就来介绍怎样看处方上的相关数据和写法。

右，即右眼，有的处方上会写成"R"或"OD"；左，即左眼，有的处方上会写成"L"或"OS"；"OU"则是双眼。

球镜：标"+"是远视度数，标"−"是近视度数。

散光：标"+"是远视散光度数，标"−"是近视散光度数。

只要不是混合散光，按惯例，球镜、柱镜的符号是一致的。

屈光度的读法如下。

以 −3.25DS 为例：

① 正规科学的读法：负三点二五个屈光度。

109

② 普遍通俗的读法：325 度近视。

倘若是 +3.25DS，则

① 正规科学的读法：正三点二五个屈光度。

② 普遍通俗的读法：325 度远视。

矫正视力：只要进行了主观验光，都会写明矫正视力。理想的矫正视力是：单眼 1.0；双眼 1.2。

棱镜、底：对隐斜视、斜视进行矫正时才会填写。

近用、下加光：是在为老花眼、持续长时间近距离工作的人配制近用眼镜时填写的。

瞳距：是必测项目，其作用是保证加工出来的眼镜光学中心距要和我们的瞳距相符。处方上一般标明的是远用瞳距，有的处方也会标有近用瞳距。处方上没有近用瞳距栏，配的又是近用眼镜，则需专门量取近用光学中心距，并标明"NPD"（即近用光学中心距）。

二、夸大球镜度数的处方形式

什么是夸大球镜度的处方形式？我们用一个实例来说明。来看下面这个处方：

$-7.75DS+4.00DC \times 180°$

应当说，看起来很可怕的数字，这只是一种屈光学并不太提倡的写法，在眼镜行业，一般将这样写处方的人看作是外行。这种写法很能唬人，球、柱镜加到一块儿，就是一千多度。

实际上这个处方的最终处方形式应当是：

−3.75DS−4.00DC × 90°

两种写法光学意义相同，只是写的形式不一样。很显然，这后一种写法就不那么吓人了。

这种处方的转换，是通过非常规方式完成的，学起来有一定难度。这里介绍什么样的处方是唬人处方。唬人的处方一定具有以下两个特征：

① 球镜与柱镜的符号相反，即一"−"一"+"。

② 球镜的数字一定大于柱镜的数字。

遇到这样的处方，找一个眼镜行业的明白人帮忙转换一下就可以了。

三、最迷糊人的处方形式

最迷糊人的处方如下页图所示。

这是处方的正交十字书写形式，是检影检测后验光师写的处方，这也是让老百姓最摸不着头脑的处方。这里，两眼都是近视，右眼没有散光，左眼有 50 度近视散光。这个处方转换成大家能看得懂的形式如下：

右眼：−3.00DS；左眼：−3.00DS−0.50DC × 100°

遇到这样的处方形式，要想搞明白处方的度数需要向验光师问清楚。当然，我们也会遇到怎么也不肯说的、比

较 "牛" 的验光师，那你只能找其他人帮忙解读一下了。对这种处方的转换是从事眼视光学工作的基本技能，需要帮助解读一下不是什么难事。

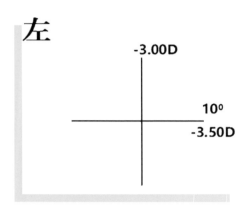

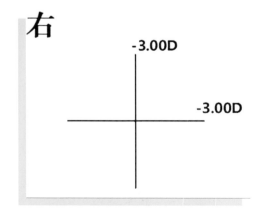

第六组　眼镜戴用

一、怎样合理戴眼镜

不管从事什么样的工作，不论工作时间长短，一副眼镜从早戴到晚，这几乎是所有戴眼镜的人的做法。但是，这种方法并不合理。

当前的验光，都是以 5m 为基准进行验光的，所配制的眼镜当然是为满足以看远距离为目标的视觉需求。尽管这种眼镜对于青少年、中年人来说也能兼顾短时间看近，但是对于长时间近距离工作则是不适宜的。长时间使用这种以看远距离目标为主的眼镜看近，眼睛就会处在长时间调节力的高张力状态，这正是导致近视眼总是得不到有效控制的重要原因。

当前存在的青少年近视眼年年长度数，有的甚至半年就长 100 多度，长时间用电脑作业的成年人到了 30 岁还在年年增加度数，都是这种不合理的戴用远用眼镜所导致的。

那么怎样戴用眼镜才是合理的呢？怎样戴眼镜才能控制住近视的无序增长呢？在预防、控制近视上措施很多，而在眼镜戴用方面最主要的就是根据生理的需求待用眼镜。具体方法如下。

① 看远时需戴用远用眼镜，远用眼镜可以兼顾短时间近距离工作。

② 长时间近距离工作（特别是用电脑工作）则应戴用与之相适应的近用眼镜。

下面的表格中的内容就是合理戴用眼镜的最基本信息。

视觉距离		适宜眼镜		不适宜眼镜	
注视距离	距离归类	长时间工作	短时间工作	长时间工作	危害
≥ 5m	远距离	远用眼镜	远用眼镜	近用眼镜	视像模糊，常出现眩晕
1～5m	中距离				
≤ 1m	近距离	近用眼镜		远用眼镜	诱发视觉疲劳，近视发展加速
≤ 0.3m	超近距离				

二、预防视觉疲劳、控制近视过快发展的近用眼镜

1. 近用眼镜的种类

近用眼镜目前有三种：渐进眼镜、双光眼镜、单光眼镜。这三种眼镜具体的近距离应用状况如下。

近用眼镜种类及应用

眼镜种类	常规应用		尝试性应用	
	适用范围	近用加光度	应用范围	近用加光度
渐进眼镜	老花眼	+1.00 ~ +3.50DS	预防、控制近视	+1.50 ~+2.00DS
双光眼镜		+1.00 ~ +4.00DS		+1.50 ~+2.00DS
单光眼镜		+1.00 ~ +4.00DS		+0.75 ~+2.00DS
	长时间近距工作	+0.75 ~+2.00DS（预防、控制视觉疲劳，控制近视发展）		

这三种眼镜中最为经济实惠的应当是单光眼镜。

2. 个性化近用眼镜的验光与配镜

① 验、配个性化近用眼镜的基本概念：个性化近用眼镜，是根据戴镜者的屈光条件、工作环境以及工作习惯，为戴用者个人在现实中获得舒适的近用视觉感受定制的眼镜。

这种眼镜不但可以使戴用者获得舒适的视觉感受，而且还能够预防（或减少）视觉疲劳的发生，同时又为控制近视过快发展奠定了合理的用眼基础。

戴用个性化近用眼镜，仍要注意戒除下列不正确的阅读方式，才能起到事半功倍的效果。

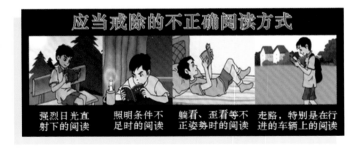

② 配镜者验、配个性化近用眼镜须知：目前，开展个性化近用眼镜验光、配制的人还不多，因此准备配用这种眼镜的眼镜戴用者，一定要了解下面的最基本知识，以免发生偏差。

验、配个性化近用眼镜须知

项目	基本要求	说明
验光	先检测远用，在远用矫正的基础上再检测近用	看近时，眼是在远用基础上加大调节来完成的。远用眼镜度数是基础，远用不准，近用度数也不会准
	要结合自己工作条件	个人工作条件、习惯不同，所需要近用矫正度数也会存在差异
选择眼镜架	比远用眼镜架要小	看近眼睛要汇聚，瞳距会相应变小
戴用效果	持久、舒适的使用效果	既是近用眼镜，看近就应当舒适
	可以辨识（3±1）m 的物体	中距辨识是保证工作质量不可或缺的
定期检测	（1.5±0.5）年应定期检测	随年龄增长，调节力会逐渐减弱。定期屈光检测是维持视健康的基本条件

第七组　隐形眼镜戴用

一、中国人不爱戴眼镜的"根"

　　当前，在中国有相当多的近视眼患者都在想如何永远抛弃眼镜。也有人自己孩子的眼睛已经 500 多度了，就是不让戴眼镜，这个根在哪里呢？这得从明、清两个朝代说起。

　　眼镜是明代从西域进贡到明朝宫廷的，可是明朝的皇帝们根本就没拿这东西当回事。而到了清代，清朝的皇帝似乎对眼镜十分偏爱，康熙就是喜欢把眼镜赏给大臣的皇帝，更甚的是他认为备用的眼镜不好，会干脆把自己所佩戴的眼镜送给大臣。

　　雍正皇帝五十一岁时视力开始衰退，戴上眼镜后立感清晰。因而特别传旨，令人仿造多副，分别放在他的寝宫、圆明园中，甚至在坐的轿子中也要放置一副。

　　乾隆皇帝跟眼镜的渊源颇深，据史载，乾隆的视力很好，"披阅一切文字未尝稍懈，以眼镜借物为照，仍屏而不用也"。乾隆皇帝直到六十几岁还没有佩戴眼镜。当时，他的视力早已大不如前，老眼昏花以致无法正常批阅奏折，但他始终拒绝佩戴眼镜。

　　最终，乾隆皇帝带着对眼镜的偏见走到了生命的尽头。他在八十八岁高龄写下了一生中最后一篇眼镜诗：

　　古希过十还增八，眼镜人人献百方，

借物为明非善策，蝇头弗见究何妨。

眼镜从西方进入中国的最初阶段，许多文人也跟乾隆皇帝一样，对眼镜也是抱着抗拒的心理，认为眼镜实际上是眼睛前的障碍物，虽可明眼，但是借物而得，是不真实的。

综上所述，中国人恐惧戴眼镜的心理的根，就是清朝的爱新觉罗·弘历，即乾隆皇帝。其恐惧戴眼镜的心理的影响时至今天，也还是很有市场的。

按道理讲，存在屈光不正就应当戴眼镜予以矫正，只有这样才能有效、安全地解决视觉的问题。但目前仍有相当一部分人不愿戴框架眼镜。有三个建议供参考。

① 忍：宁愿看不清楚，就是不戴。

② 做屈光手术：甘愿冒风险，也要彻底摘掉眼镜。手术顺利、效果良好，则万事大吉。一旦出现后遗症，则没有什么良策。

③ 戴用隐形眼镜：比上述两种方法应用更普遍的是戴用隐形眼镜。采用这种方法的年轻人较多。现在比较流行的角膜塑形镜（即 OK 镜）、美瞳也都属于隐形眼镜。

对于戴用隐形眼镜需要了解的戴用问题有哪些呢？下面特别选择了几个人们最为关心的戴用和相关后续问题，通过表格、图片及文字的方式进行介绍。

二、隐形眼镜的种类及优缺点

隐形眼镜分类这里介绍两种方法。

隐形眼镜的种类及应用上的优缺点

种类		优点	缺点
名称	符号		
软性隐形眼镜	CL	戴用较舒适	对散光矫正略逊
硬性隐形眼镜	HCL	舒适度略差	矫正效果良好
透气硬性隐形眼镜	RGP	舒适度、矫正效果介于软、硬镜之间	
角膜塑形镜	OK	满足心理需求	会有眩光等问题
美瞳（Hitomi）	CCL	满足心理需求	质次者很易掉色

隐形眼镜种类及使用年限

种类		使用时限
传统型		1~2 年，每天不超过 12h
抛弃型	日抛型	当天拆封，当天即用，用后即抛弃
	两周抛型	启封后，可用两周，两周后抛弃
	月抛型	启封后，可用一个月，一个月后抛弃
	半年抛	启封后，可用六个月，六个月后抛弃
	年抛型	启封后，可用一年，一年后抛弃
更换型、长戴型		一般为 1~2 年，偶尔可以延续夜戴
夜戴型（OK 镜）		1~2 年，只用于夜间睡眠时戴

注：使用年限是从启封算起，不管戴与不戴，有效使用时间不延长。

三、不适宜戴用隐形眼镜的情况有哪些

戴用时一定要参考下面表格的内容，以免造成伤害。

戴用隐形眼镜的适应证和非适应证

戴用者情况	适应证	非适应证
配镜目的	矫正屈光参差	对戴用护理认识不足
	矫正高度屈光不正	认为清晰度一定比框架眼镜要好
	矫正术后无晶体眼	认为比框架眼镜方便
	工作需求	认为长期用，比框架眼镜经济
个人一般情况	年龄：15~45 岁	年龄：< 15 岁；> 45 岁
	职业需要： (1) 体育运动、司机等 (2) 戴用口罩、头盔者 (3) 演员、模特等	卫生习惯不良
		有精神症状、依从性不良
		生活、环境条件不良
		因残疾等无法完成摘戴操作者
健康状况	未得到控制的糖尿病	
	急、慢性鼻窦炎	
	怀孕早期	
	过敏体质、患有类风湿性疾患	

戴用隐形眼镜的相对禁忌和绝对禁忌

相对禁忌	绝对禁忌
干眼症、泪液质量不良	急、慢性内、外眼的炎症，有角膜变性疾病史
矫正度超过矫正范围	急、慢性青光眼，视神经系疾患所致视力不良

四、隐形眼镜怎样摘戴

1. 隐形眼镜摘戴前的准备

（1）清洁双手。处理镜片前必须洗净双手，用没有毛絮的手巾擦干双手或用烘干机烘干；注意指甲，确保指甲已经剪短，以免误伤眼睛或损坏镜片。

（2）分清隐形眼镜片的正反面。

① 区别镜片的正反面。把隐形眼镜轻放在指尖，边缘呈碗口状的正圆形就是正面，可以佩戴，见下页左图；如果边缘是向外翘起就是反面，见下页右图。

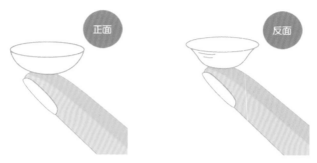

② 指尖持镜。请看下图，只需要用右手（左手使用者用左手）的食指指尖轻托住隐形眼镜，然后确定眼镜的正面朝上才可以佩戴。

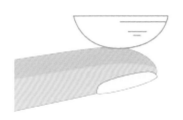

2. 戴隐形眼镜的步骤

（1）注视前方，拉开眼睑。双眼注视前方，双手中指将上下眼睑拉开，见下页左图。

（2）放置镜片。将镜片附着于角膜上，见下页右图，然后移开食指再往下看以使镜片附着稳定，双手中指徐徐放开眼睑。

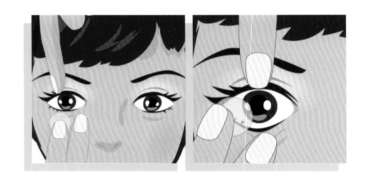

（3） 调整位置。成功戴上隐形眼镜后，还要用两根手指，见下左图，轻轻地调整一下隐形眼镜的位置，让它更加贴合瞳孔。

（4） 确认舒适。闭上眼睛，见下右图。

（5） 转动眼球。眼球左右转动几下，确认眼镜戴得舒适。

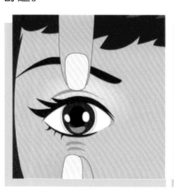
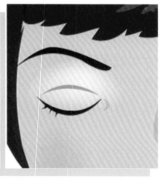

3. 摘隐形眼镜的步骤

这个时候，需要眼睛看着镜子。

（1）　眼睛可轻微向上看，见下左图。

（2）　以左手食指右手中指拉开上下眼皮，见下右图。

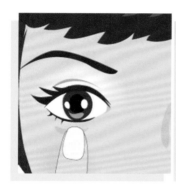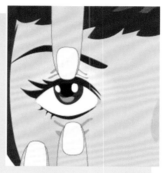

（3）　取出镜片。注意，眼睛不要眨。右手拇指与食指轻轻按住镜片下缘两侧使镜片拱起后慢慢取出即可，见下图。

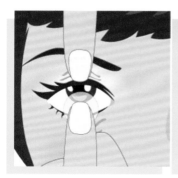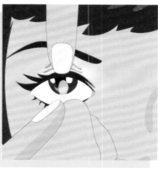

五、初学戴隐形眼镜戴不上是怎么回事？

初戴隐形眼镜时，都有一个学习、熟练的过程。有些人学习戴用时，搞得满头大汗、手都哆嗦了，死活就是戴不上。这是什么原因呢？

应当说，这是人潜在的一种自我保护机制在起作用，说白了就是潜意识中怕捅坏了眼睛。对于这种情况，没有什么特殊的对策，唯一的办法是再大胆一些多练习，健康的角膜是很坚韧的。

六、最重要的是保护好自己的眼睛

戴隐形眼镜的人一定要明白：角膜不是专为隐形眼镜设立的结构，只不过是隐形眼镜的戴用借用了这方"宝地"。应当说，保护好"角膜"这块"宝地"远比戴用隐形眼镜重要得多。因此，戴用期间一定要对眼睛的状况进行观察。

一旦发现不适宜戴用的情况，就应当立即停止戴用，并及时到眼科医疗部门、验配部门进行诊断和治疗。

七、角膜塑形镜为什么要天天晚上戴？

角膜塑形镜为什么要天天戴用，这就得从其对角膜的塑形作用说起。角膜塑形镜戴用时，在眼睑的作用下产生下压、压平作用，致使角膜发生翘起而完成角膜的成型。

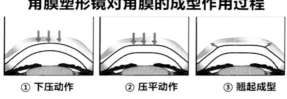

角膜塑形镜对角膜的成型作用过程

① 下压动作 　② 压平动作 　③ 翘起成型

　　角膜塑形镜使用者都是抱着"睡梦中接受软性的按摩，享受一整天高清视力"的初衷戴用角膜塑形镜的。实际上这只是一个美好的"童话"。既然可以享受"一整天高清的视力"，那晚上就没必要再戴了。之所以还要戴，就是因为角膜在白天会逐渐向原生态回退。客观讲，戴用后，早晨矫正效果相对理想，随时间推移，矫正效果逐渐下降。只有晚上继续戴，才能实现第二天相对理想的矫正效果。这就是要天天戴的原因所在。

八、戴用塑形镜后，角膜是什么样的？

　　戴用 OK 镜后，角膜的形状见下图。

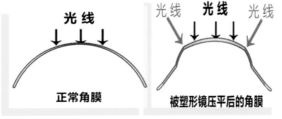

光线 　　正常角膜

光线　**光线**　光线 　　被塑形镜压平后的角膜

很显然，戴用 OK 镜后的角膜和正常角膜是不同的，红箭头所指示的部位呈现的是一个拐角形态。外界的光线原本是经过平滑圆弧的角膜进入眼内的。戴用角膜塑形镜角膜被压平后，外界的光线则在这个拐角形态的部位进入眼内，光路就会发生改变。这种不同于正常角膜的形态可造成或轻或重的眩光。

角膜被压平后，显然要比正常角膜对光的折射能力低，这就是角膜塑形矫正近视的原理所在。角膜被压平的程度和需要矫正的近视程度相关，需要矫正的近视程度越高，被压平的程度也就越大；反之，被压平的程度就越小。

九、角膜塑形镜是否要永远戴下去？

角膜塑形镜是否会永远戴下去呢？这得从戴用角膜塑形镜的目的来看。

戴用角膜塑形镜的目的是控制近视发展的速度，这个目的是通过角膜暂时性的形态变化来实现的。

这种形变到底会给角膜的未来遗留下什么？目前我们还不是很清楚，因为这项工作开展的时间还是相对比较短的，况且这个问题又是角膜塑形镜验配工作很忌讳的话题。这个问题的结论只能等未来得出。

既然戴用角膜塑形镜是为了控制近视发展的速度，戴用对象自然就是青少年。目前公认的角膜塑形镜适宜戴用的年龄是：8~18 岁。

一般来说，18 岁后眼的屈光生理基本处于稳定的状态。这就是说，18 岁以后近视的过快增长已经是过去式了。发展的趋势不存在了，戴用角膜塑形镜的意义自然也就消失了，戴用的人自然而然就会停止戴用。况且，角膜塑形镜并不适宜永久戴用，这个问题我们将在下一个问题中予以介绍。

十、角膜塑形镜是否适宜长期戴用？

角膜塑形镜是否适合长期戴用呢？这就要从戴用后角膜发生的变化来看问题。戴用角膜塑形镜后角膜最常见的变化见下表。

角膜变化	引起变化的原因	
	原因	影响大小
发炎 穿孔	戴用维护不当，产品质量低劣	比较少见。一旦发生，问题极为严重
干眼	缺氧	戴用时角膜减少 50% 左右的获氧量
变薄	紧贴摩擦	每年减薄 20nm，5~6 年将减薄角膜 1/5 厚度
曲率	压平塑形	导致不规则散光（或散光加重，多在 1 年后发生）

　　戴用角膜塑形镜后角膜发生这些变化的程度，与镜片的质量与个人卫生习惯有很大关系，但是变化是客观的，长期戴用所产生的变化必然要比短期戴用大。对于这种变化，自然是小变化比大变化要好，没有变化比有变化更好。从自然生物形态、眼的生理状态讲，对健康的个体而言，不变应当是最佳的，小变或可接受，大变是不可取的。因此，角膜塑形镜还是不戴为最佳，适当的短期戴用也是可行的，长期戴用则要慎重。

　　戴用角膜塑形镜一定要清楚以下三点。

　　① 一定要选择高质量的角膜塑形镜。例如，选择镜片应选择更薄的新型镜片。客观地讲，薄型镜片总比传统厚镜片对眼的刺激要小一些，可能造成的角膜伤害也会相对较轻。

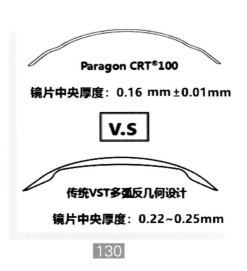

Paragon CRT®100

镜片中央厚度：0.16 mm ±0.01mm

V.S

传统VST多弧反几何设计

镜片中央厚度：0.22~0.25mm

② 戴用时，要讲究卫生。戴用角膜塑形镜（也包括其他类型的隐形眼镜）一定要养成讲究卫生的良好习惯，这是保证眼睛健康不可忽略的重要条件。

③ 角膜塑形镜戴用时应有所控制。持续戴用的时间最好控制在不超过 5 年。5 年后继续戴用者，应当坚持每 3~6 个月对角膜状态进行一次检查，以便将角膜的变化控制在最低的程度，一旦发现变化过大，则应立即停止戴用，以防不良情况的发生。

十一、停止戴用隐形眼镜后

1. 戴用隐形眼镜接受屈光手术的间隔时间

停止戴用各种隐形眼镜后，角膜多长时间可以恢复到正常的状态呢？目前没有统一的说法。我们可以通过戴用隐形眼镜后，在接受屈光手术时所要求的间隔时间来了解这个问题。下表就是当前比较普遍做法。

信息来源	停戴时间	戴用隐形眼镜类型	
		曾使用的隐形眼镜	备注：屈光条件
同仁医院	2 月	软性隐形眼镜→屈光手术	−11.00DS；10 年

续表

信息来源	停戴时间	戴用隐形眼镜类型	
		曾使用的隐形眼镜	备注：屈光条件
梦戴维官网	7~10 天	软性隐形眼镜→屈光手术	–3.00DS 以下
	1~2 周	软性隐形眼镜→屈光手术	–3.00~–5.00DS
	约 3 周	软性隐形眼镜→屈光手术	高于 –5.00DS
通用做法	3 天 ~2 周	软性隐形眼镜→屈光手术	
	3 个月	硬性隐形眼镜、角膜塑形镜→屈光手术	

2. 角膜恢复正常生理状态的时间

我们通过戴用不同类型的隐形眼镜后，停戴多长时间可以接受屈光手术来了解角膜恢复生理状态的以下规律性的间隔时间信息。

① 硬性隐形眼镜、角膜塑形镜 > 软性隐形眼镜。

② 高度数屈光不正 > 低度数屈光不正。

3. 屈光检测对间隔时间的要求

戴用各种隐形眼镜后，要想准确检测被测眼的屈光度数，需有一个合理的停戴间隔时间。按目前通用的做法，合理的间隔时间如下。

（1） 戴用软性隐形眼镜者：

① 低度近视（–3.00DS 以下）：3~10 天；

② 中度近视（-3.00DS~-5.75DS）：1~2 周；

③ 高度近视（-6.00DS~-10.00DS）：2~3 周；

④ 超高度近视（高于 -10.00DS）：3 周及以上。

（2） 硬性隐形眼镜：2~3 个月。

对于戴用各种隐形眼镜准备换用框架眼镜者，只有按上述间隔时间进行验光配镜，才会检测到准确的眼屈光度数，配的眼镜才能取得最佳矫正效果。

4. 未按合理间隔时间验光配镜者应注意

客观地说，戴用各种隐形眼镜准备换用框架眼镜者，是很难按照上述合理的间隔时间接受验光配镜的，尤其是中度以上程度的近视眼。让其几天、几个月处在视觉模糊状态是不太可能的。对于这种情况，就需要有一个实用的解决方案，这是隐形眼镜换用框架眼镜者必须清楚的。

（1） 先配一副暂用眼镜。

具体要求是：能满足日常学习、工作和生活即可。

（2） 按间隔时间重新验光，进行核对。

① 重新验光，最好使用综合验光仪（下图），并要经过充分的试戴。

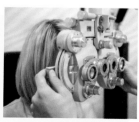

② 核对数据。将重新检测的数据同暂用眼镜的度数进行比对。误差在 ±0.25DS，可以继续戴用暂用眼镜；误差在 ±0.50DS，不从事精细工作者可以继续戴用暂用眼镜，从事精细工作者应当考虑重新配镜；误差高于 ±0.50DS 则应当重新配镜。

第八部分
婴幼儿视力保护

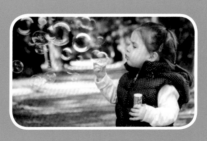

一、怎样发现孩子视力不好

1. 看东西眯眼

有一些没经验的家长往往会觉得孩子很有个性，眼神很深邃，殊不知这是视力不好、已经近视的最典型症状。

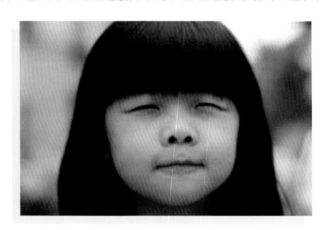

孩子一旦出现这种症状，就需及时咨询屈光学专家及相关专业的人士，讨论孩子的屈光矫正问题和控制近视过快发展的问题。

2. 孩子频繁揉眼睛

孩子揉眼睛既是一种不良习惯，也可能是视力不好的表现。这种症状在各种屈光不正中都可以见到，但一般以远视眼最为多见。

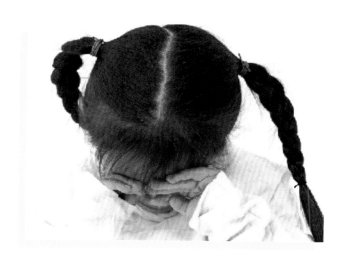

孩子一旦出现这种症状，就需及时咨询屈光学专家及相关专业的人士，讨论孩子的屈光矫正问题和预防弱视发生的问题。

3. 看近时对眼

孩子出生后1岁左右达到双眼运动的稳定状态，2~3岁出现双眼固视，4岁时视力基本达到成人水平，6~7岁调节与集合功能达到稳定的状态。倘若在3~4岁时发现孩子有下图中的"斗鸡眼"状态，孩子大多存在超过生理远视的远视性屈光不正。

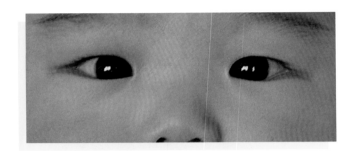

对这样的情况，应力争在学龄前得到正确的诊断、矫正，对于已经存在弱视并发症的儿童应尽早接受正确的屈光矫正和有效的视觉训练。但一定要注意以下两点：

① 家长一定要教会孩子准确识别视标的开口方向；

② 弱视经矫治、训练，一年没有明显改善，要审视相关措施是否得当。

二、手机、平板电脑不是孩子的玩具

1. 手机是最不适宜孩子的"玩具"

手机在给人们带来极大方便的同时，也成为危害人们视力的一大公害。大人不但自己把玩手机，甚至还把手机给孩子当玩具玩。有的人还讲："这孩子手机玩的比大人还溜。"

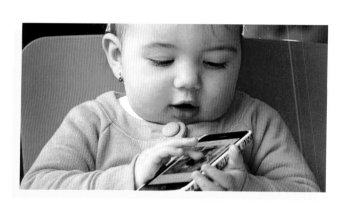

应当说，手机是最不适宜的孩子玩具，过度玩手机应当是近年来青少年近视发生率明显提高和近视增长加速的最主要原因。为了孩子眼睛未来的健康，不管是做父母的，还是做爷爷奶奶姥爷姥姥的，一定不要让孩子玩手机，不要做孩子玩手机的领路人。

2. 平板电脑

为了教育，社会中兴起了给孩子购置平板电脑的潮流。显然，孩子对这东西是极感兴趣的，而且用不了多长时间，就会学会打游戏。这个头一旦开启，就很难控制了，不让玩就会哭闹。孩子的"哭"无疑是"克敌制胜"法宝。

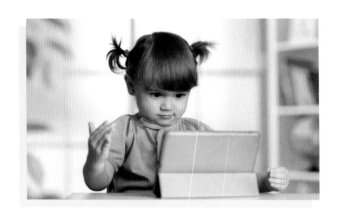

不管是从内容、图像闪烁效果，还是保持合理的视距，都是很难控制的，因此平板电脑并非"手机"良好的代用品。

3. 投影仪

投影仪应当是对孩子进行视频教育的不错选择。不论图像大小，还是视距控制，都会相对比较容易。家长保持在正常的观看视距，并劝导孩子也在正常视距看，从儿童心理上讲要容易得多。投影尺幅相对较大，这也解决了因孩子小看不清楚的问题。

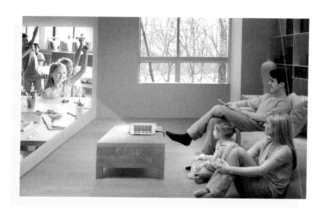

三、孩子看电视一定要有节制

1. 孩子看电视为什么要趴到屏幕跟前

很多家长对幼小孩子看电视总是要趴到屏幕跟前看很不理解，也很烦恼。

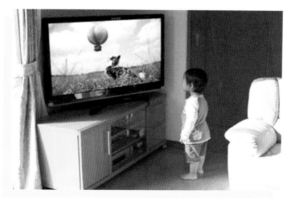

　　首先得理解孩子。孩子不是不懂事，而是真看不清楚。2 岁孩子的生理远视为 +2.00D，其裸眼视力只有 0.5，这样的和正常人坐在一起他当然就看不清楚。看不清楚，就必然要通过缩短视距获取较大的图像来提高视觉识别力，这是人之常情。

2. 让孩子看电视家长需要做的工作

　　（1）家长首先要做模范。在看电视这类问题上，要求孩子做到的，家长一定要先做到。

　　（2）同孩子定个制度，这个制度应包括以下三个方面的要求：

　　① 次数上要有要求，每天上、下午（或早、晚）各一次为宜；

　　② 时间上要有要求，每次应控制在 30~60min；

　　③ 视距上要有要求，一定要在正确视距处看电视。

　　孩子临睡前，不宜看电视，否则孩子会过于兴奋，影响睡眠。

3. 孩子看电视的年龄

　　这是一个被人们忽视的问题，目前也没有统一的说法，这里介绍的是一个根据视觉功能状况草拟的方案。

　　（1）0~3 岁，不适宜看电视。

　　（2）4 岁，要根据视力状况而定，低于 1.0 的孩子最好不看。

（3） 5岁，孩子的视力已达到1.0，这时的眼睛比较适宜看电视。这里说的是适宜看，但也不能无休止地看。

四、多大的孩子可以验光？

从广义上讲，验光是没有年龄界限的。但是，给年龄太小的孩子验光的确是个难题。孩子小，言语功能、视觉功能还没有发育完全，对检测的配合也比较差，因此即便验光，也往往会以失败而告终。因此，验光界有一个约定俗成的规定：3~5岁。

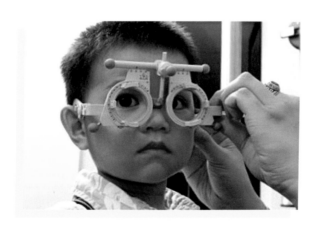

在我国的大中城市，这个年龄段开始接受屈光检测是没有问题的，因为在进入幼儿园的健康体检中这是一项必检的项目。尽管检测尚有需要改进的方面，但是，对孩子

眼睛屈光状态的保护已经走上正轨。

但在经济不太发达的偏远地区，这项工作还有待完善。这些地区的孩子家长，为了孩子眼睛的明亮健康，需要积极行动起来，主动寻求帮助，以使自己的孩子尽可能在5岁时接受第一次屈光检测。

在孩子进行第一次屈光检测前，家长一定要训练孩子做好以下三件事。

1. 不能认生

要是孩子到了陌生的地方就闹、就哭，屈光检测显然是不能进行的。训练孩子不认生要达到的目标是：能在家长的陪伴下同其他人进行被动的交流。

2. 能够配合

倘若孩子很任性，见了相关的仪器设备就拒绝，也是没办法验光的。这就要求家长在日常生活中有意识地培养孩子的合作意识，只有这样才能按部就班地接受验光。

3. 识别视标

验光是离不开视标的，因此要训练对"视标"的识读方法。只有孩子掌握了这一技巧，才能使规范的验光程序得到全面的实施。

只要做好以上三件事，就可以保证孩子顺利完成人生的第一次验光。

五、一定要把孩子的眼睛当回事

预防近视一定要从婴幼儿做起。

孩子是未来的希望，未来需要他们有一双健康明亮的眼睛，每个家长都不希望自己的孩子早早就戴上眼镜。因此，要想让孩子不近视，就需要从婴幼儿的健康用眼、视力维护做起。

倘若孩子很小就对电脑痴迷的话，未来不近视那就是很奇怪的事情了。

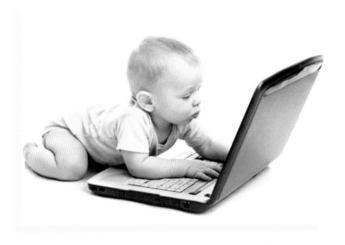

对于已经近视的青少年、儿童，最重要的是要预防近视发展得过快。那么，对于已经近视的儿童，近视度数每年长多少才符合生长发育的规律呢？从孩子生长发育的现实看，应当说年增长 –0.25~–0.75DS（即 25~70 度近视）是正常的。需要在健康用眼、视力维护上下功夫，才能有效控制近视的增长速度。

在这里必须说明两点。

① 并非每年都要长 –0.75DS，在其发育阶段有可能某一两年又回到这样的度数。

② 倘若孩子 1 年长 –1.00DS（即近视 100 度）以上，或连续不间断地每年都长 0.75DS，就说明近视增长得过快了。这种"近视疯长"的状况大多是由于验光配镜存在偏差、戴眼镜后不注意用眼卫生或眼镜戴用不当所致。一旦遇到这种情况，一定要找眼视光学专家、眼镜行业的行家，让他们帮助分析，听取他们的意见。只要按着他们说的办法去做，"近视疯长"的情况就一定能够改善。

那么对已经近视的少年儿童，能不能做到让他（她）不长度数呢？应当说，孩子正处在生长发育期，不长是不可能的，不过是长多长少的问题。

有人可能会遇到验光数据一年后没变化的情况。这种情况说明孩子已经养成良好的用眼习惯，其增长的度数还不到 –0.25DS（近视 25 度）。这是一个极好的结果。

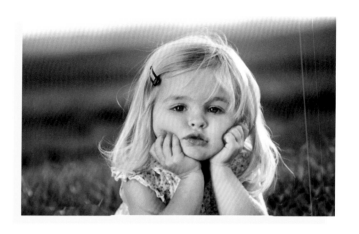

　　总之，孩子眼睛的健康是件大事，每位家长都有责任把孩子的眼睛当回事。这是一项长期艰苦的工作，容不得半点马虎。通过长期不懈努力，孩子的眼睛最终成为正视眼并不是一个梦。对于已经近视的孩子，养成良好的用眼习惯，是避免戴用像瓶子底似的镜片的唯一途径。

视力表检测使用说明

（1） 本表根据《中华人民共和国国家标准 GB 1153—1989》制作。

（2） 本表设计的检查距离为 2.5m。

（3） 本表置于明亮处。本表的高度：以读值 5.0（1.0）行与被检者双眼处于同一视平面为准。

（4） 检查：分别进行两眼的单眼视力检查和双眼视力检查。

① 检查一眼时，非检眼应处于零压力非透光遮盖状态。

② 先检测单眼视力。根据需要进行双眼视力检测。

（5） 视力判定

① 被测者所能辨认的最小视标行（辨识视标的数量应至少达到该行视标的 50% 以上）的读值，就是被测眼的视力。

② 视力 5.0（1.0）表示视力正常；视力低于 5.0（1.0）说明视力存在某种程度的缺欠。

（6） 记录：按视力检测结果，依右眼、左眼、双眼顺序予以记录。